DES

DESCENTES DE MATRICE

DES

DESCENTES DE MATRICE

DE LEUR GUÉRISON RADICALE

PAR LE RACCOURCISSEMENT DU VAGIN.

———

TRAITEMENT DES MALADIES DU COL

PAR LES LIQUIDES.

———

SUPPRESSION DES CEINTURES HYPOGASTRIQUES

PAR J.-V. GAIRAL

Docteur en Médecine,

CHEVALIER DE LA LÉGION-D'HONNEUR.

———

CHARLEVILLE

TYPOGRAPHIE ET LITHOGRAPHIE DE A. POUILLARD.

—

1872

AVANT - PROPOS

D'après l'intitulé de ce travail, l'on pourrait se croire autorisé à avoir sous les yeux un traité complet des déplacements de l'utérus et des affections de son col. Mais loin de nous l'intention de vouloir présenter un ouvrage de cette nature. Notre but n'est autre que de démontrer la facilité avec laquelle nous triomphons des déplacements utérins avec nos pessaires à anneau, et nous guérissons les diverses maladies du col par son immersion permanente dans un liquide approprié.

Pour cela nous avons divisé notre livre en trois parties, la première comprenant les descentes et les moyens d'y remédier, la deuxième traitant des ulcérations du col et de leur thérapeutique, la troisième faisant la revue et le procès des ceintures.

Quoique nous n'entendions pas nous occuper ici des déviations proprement dites, nous ne pensons pas, néanmoins, devoir passer sous silence un pessaire dit redresseur et destiné, comme son nom l'indique, à ramener l'utérus dans sa position normale et à l'y maintenir. Il en sera de même de notre obturateur hémostatique, appelé à rendre de grands services dans les cas de métrorrhagie.

Enfin, nous terminerons par quelques considérations sur le cathétérisme de la vessie chez l'homme, avec description d'une nouvelle sonde.

DES

DESCENTES DE MATRICE

DE LEUR GUÉRISON RADICALE

PAR LE RACCOURCISSEMENT DU VAGIN.

TRAITEMENT DES MALADIES DU COL

PAR LES LIQUIDES.

SUPPRESSION DES CEINTURES HYPOGASTRIQUES.

De toutes les maladies qui affligent les femmes, les plus fréquentes et les plus généralement répandues sont sans contredit les maladies de matrice. De là, le plus souvent, ces nombreuses variétés de phénomènes morbides, se manifestant sur tous les points de l'économie, parfois si difficiles à analyser par les praticiens même les plus expérimentés, et que la médecine est appelée à combattre depuis la puberté jusqu'à la vieillesse

la plus avancée. Mais, chose digne de re-
marque, si ces affections sont celles dont les
femmes se trouvent le plus fréquemment
atteintes, nous sommes à regret forcé de dire
que ce sont aussi celles sur lesquelles leur
attention se porte le moins.

Ce manque d'attention de la part des
femmes sur les maladies d'un organe qui
joue un si grand rôle, vient, nous n'en doutons point, de ce que jamais ou presque jamais elles n'éprouvent au début de douleurs
au siége principal de la maladie, car c'est
ordinairement par des symptômes généraux
très-variés que se traduit l'affection, en raison des parties du système nerveux qui se
trouvent le plus sympathiquement mises en
jeu.

C'est ainsi que tantôt les phénomènes se
manifestent du côté de la tête, et de là des
douleurs nerveuses faciales et autres, des

troubles dans l'appareil de la vision et celui
de l'audition; d'autres fois, au contraire, c'est
vers la poitrine que l'action sympathique
s'exerce, ce qui fait croire aux malades
qu'elles deviennent poitrinaires, en raison
surtout du point douloureux et presque con-
stant qu'elles éprouvent entre les deux
épaules. Viennent enfin les troubles fonctionnels de l'appareil digestif, amenant ces
tiraillements d'estomac qu'accusent les malades, ces espèces de *besoins de manger*, qui,
à peine satisfaits, occasionnent autour de la
ceinture ce sentiment de barre si difficile à
supporter, cette quantité de vapeurs si fati-
gantes qui, se développant tant dans l'estomac que dans les intestins, s'accompagnent
de douleurs presque continuelles dans le bas
des reins, d'inquiétudes dans toutes les parties du corps, de tristesse profonde portée
jusqu'aux larmes, de spasmes, d'étouffe-

ments, et enfin de tout cet état général qui, il n'y a pas longtemps encore, faisait surnommer les pauvres malades *dames à vapeurs,* parce qu'on ignorait le siége de leur mal.

En outre de ces divers phénomènes, il s'en présente quelquefois de si alarmants par l'ensemble de leurs complications, qu'il n'est pas rare de voir des médecins mêmes s'y méprendre, ainsi que le démontrent certains faits rapportés plus bas.

Nous devons dire aussi qu'en raison de la fâcheuse influence qu'exercent les affections utérines sur la marche de la grossesse, on voit, chez les jeunes femmes surtout, beaucoup d'avortements survenir entre deux mois et demi et cinq à six mois. Ces avortements, au lieu de dépendre, comme on est tout d'abord disposé à le croire, d'un état de faiblesse ou d'un vice de conformation, reconnaissent le plus souvent pour cause, soit une ulcération du col de la matrice, soit un engorgement du col ou du corps de cet organe. Il y a donc nécessité de la part des jeunes femmes qui ne peuvent pas supporter longtemps leurs grossesses, de s'assurer avant toute autre chose de l'état de leur matrice par une exploration directe, soit au moyen du toucher, soit à l'aide du spéculum.

Si par les maladies secondaires qu'elles font naître, les affections de l'utérus se couvrent d'un voile qui les cache non-seulement aux malades, mais encore souvent à leur médecin, nous devons dire aussi que les moyens curatifs employés par les médecins qui s'occupent plus spécialement de leur traitement ne réussissent qu'après une application longtemps soutenue, quand ils n'échouent pas complètement.

Ces insuccès de la part d'hommes dont les

noms font autorité dans la science, trouvent leur cause, nous n'en doutons point, dans la difficulté que leur présente l'application des moyens propres à triompher de la maladie, et non dans l'insuffisance de ces moyens ; car il est certain que la matière médicale possède tous les éléments nécessaires pour guérir facilement les affections utérines, pourvu que ces éléments soient administrés en temps utile, et convenablement appliqués. D'où nous avons tiré cette conclusion que leur application immédiate, permanente et facile sur l'organe malade, devait avoir pour résultat une guérison prompte et radicale.

Aussi est-ce dans le but de trouver un moyen propre à remplir ces trois indications que nous avons dirigé sur ce point nos recherches incessantes depuis vingt-cinq ans.

Dans ces recherches nous nous étions proposé de mettre la matrice en contact permanent avec tel ou tel médicament, bien persuadé qu'à partir du moment où cette indication pourrait être remplie, le traitement des maladies qui nous occupent s'améliorerait d'une manière remarquable. Il est, en effet, facile de comprendre que plus l'agent médicamenteux sera maintenu en contact direct avec la partie malade, plus il aura d'action sur elle.

Telle était aussi la pensée des médecins qui, au lieu d'injections qui ne font que passer, laver pour ainsi dire, conseillaient à leurs malades de se placer de manière à avoir le bassin plus élevé que le reste du tronc, afin que les liquides introduits dans le vagin pussent y être conservés pendant un certain temps. Idée vraie à laquelle il ne manquait que d'être exécutée facilement.

C'est cette lacune que vient aujourd'hui remplir notre méthode. Elle a pour base de déroger le moins possible aux habitudes des malades, d'appliquer sur l'organe qui souffre les liquides appropriés, et de les y maintenir en permanence quelle que soit la position, debout, assise ou couchée.

Cette nouvelle méthode, simple, facile et commode, garantit aux malades une guérison radicale qui ne se fait jamais attendre plus de trois semaines ou un mois, ainsi que le démontre notre pratique de tous les jours, soit que nos malades viennent se faire traiter dans notre maison, soit que nous les traitions en ville. Ces résultats étonneront peut-être, surtout lorsque l'on voit des Dames qui, après avoir subi un traitement fort long et observé pendant très-longtemps un repos absolu, se trouvent à peine soulagées. Mais l'étonnement sera-t-il moindre quand on apprendra qu'au lieu du repos absolu, nous prescrivons l'exercice et les distractions, vrais moyens de rétablir le système nerveux complètement ébranlé; qu'au lieu de cautérisations de huit jours en huit jours, et souvent plus éloignées, nous maintenons la matrice dans un bain permanent et composé de médicaments appropriés à la nature de l'affection, la malade pouvant aller et venir tout en portant son bain avec elle sans en être gênée.

Dans les cas de chute de matrice avec ulcération du col, nos moyens seuls, nous ne craignons pas de le dire, peuvent obtenir la guérison sans astreindre les malades à cette stricte et fatigante immobilité, généralement exigée. Voici comment : le col de la matrice, hors de sa cavité, subit de la part soit des vêtements, soit des draps du lit, des frottements qui l'irritent et l'ulcèrent. Pour guérir l'ulcération, la première condition à remplir est évidemment celle de réduire la matrice et de la maintenir réduite. Pour cela, les médecins n'ont positivement que deux moyens : le repos et les pessaires; et de ces deux moyens, l'immobilité sur le dos est sans contredit le moins mauvais, parce que le frottement du col sur la surface d'un pessaire plus ou moins dur, non-seulement s'opposerait à la guérison de l'ulcère, mais encore finirait par l'aggraver; tandis que nous au contraire, possédant les moyens de soutenir la matrice tout en maintenant son col en rapport avec les médicaments appropriés, nous obtenons en peu de jours une guérison certaine. Ensuite, après la cicatrisation de l'ulcère, un élastique soutient la matrice pour qu'elle ne redescende plus, et cela sans gêner en rien les diverses fonctions de la femme.

Notre méthode, toute supérieure qu'elle soit, ainsi qu'il est facile de s'en convaincre pour peu qu'on veuille se donner la peine d'y réfléchir, ne restera pas à l'abri, nous n'en doutons point, non pas de cette critique judicieuse et impartiale qui fera sa fortune en lui rendant justice, mais bien de cette critique envieuse et jalouse qui accueille ordinairement toutes les choses nouvelles et qui ne manquera pas de dire que ce que nous faisons tous les jours en présence de témoins intéressés est impossible, même impraticable. Mais à ces allégations nous laisserons répondre les faits, dont l'éloquence finit toujours par faire triompher la vérité.

Avant d'invoquer ces faits, nous croyons nécessaire de jeter un coup-d'œil rapide sur les descentes de matrice, de parler du traitement des maladies du col, et de faire le procès des ceintures hypogastriques qui, à notre avis, sont loin de mériter la réputation qu'on leur a faite.

CHAPITRE Ier.

Des Descentes de Matrice.

Si l'on considère la femme sous le point de vue de sa conformation, il sera aisé de comprendre la facilité avec laquelle la matrice peut se déplacer pour ainsi dire dans toutes les directions. En effet, tenu en suspension par des liens très-flexibles dans un espace relativement très-grand par rapport à son volume, l'utérus doit subir toutes les conséquences des mouvements du corps, mouvements d'autant plus pernicieux qu'ils sont plus fréquents et plus violents. Tels sont les courses rapides et forcées, le saut, les lourds fardeaux, la danse trop longtemps soutenue, l'équitation au trot et aux allures vives, et en général tout ce qui est susceptible d'ébranler fortement le tronc. Indépendamment des causes diverses que nous venons d'énumérer, il en est d'autres dont on ne tient généralement pas assez compte, comme l'usage du corset et les imprudences après les couches. C'est un tort de croire que le terme de neuf jours forme la limite du temps pour relever de couches. Ce temps est subordonné à l'état général de la malade, à la manière dont s'est fait l'accouchement, et à une foule d'autres circonstances.

On appelle descente de matrice, son déplacement vertical, dont on reconnaît quatre degrés en raison de la plus ou moins grande étendue du déplacement, depuis le simple abaissement jusqu'à la chute la plus complète.

Ainsi il y a descente au premier degré quand le museau de tanche ne dépasse que légèrement son niveau habituel; sa descente jusqu'à l'orifice vulvaire constitue le deuxième degré. S'engage-t-il dans la vulve, il y a descente au troisième degré, et le quatrième est formé par son apparition au-dessous de cette ouverture. On a donné aussi à ces divers déplacements le nom de chute, qu'on a distinguée en complète et en incomplète.

La chute est dite incomplète quand le col descend seulement jusqu'à l'orifice vulvaire ou ne le dépasse que dans une légère étendue; la chute est dite complète quand le fond de l'utérus est entièrement au dehors. Dans ces divers mouvements, l'utérus entraîne le vagin en le refoulant devant lui. Ce phénomène, peu appréciable dans les deux premiers degrés de prolapsus, devient plus prononcé dans le troisième, et se dessine entièrement dans le quatrième. Ici, en effet, se présente un bourrelet légèrement rosé, pouvant être déprimé avec facilité ; ce bourrelet mou, arrondi et plissé transversalement, est formé tantôt aux dépens de la partie antérieure ou postérieure du vagin, tantôt aux dépens de toute sa circonférence. Dans ce cas on voit le col faire plus ou moins saillie au milieu de la tumeur. Si la chute est forte et qu'il y ait précipitation, le viscère pend entre les cuisses, couvert par le vagin tout-à-fait retourné, et contenant non-seulement la matrice avec ses accessoires, mais encore quelquefois la vessie, une partie du rectum et quelqu'autre portion d'intestin, ainsi que l'ont signalé Mme Boivin et Dugès. D'après cela il est facile de comprendre la formation de ces tumeurs énormes, s'étendant jusqu'aux genoux, comme on en a cité des exemples, et comme nous allons en rapporter un nous-même, surtout si l'on tient compte des engorgements dont l'utérus et le vagin peuvent être le siége.

Dans le mois de juin 1870, Mme B....., de Vezin, se présenta à nous, accompagnée de Mlle Coulon, sage-femme. Elle se plaignait de ne pouvoir, depuis plusieurs années, marcher qu'avec une extrême difficulté, et de souffrir beaucoup lorsqu'elle voulait s'asseoir ; de plus elle accusait de très-grands maux de reins et de forts tiraillements de chaque côté du ventre. L'examen de cette dame nous fit reconnaître une tumeur longitudinale, de dix centimètres de hauteur sur quinze de circonférence, partant de l'orifice de la vulve et s'étendant le long de la face interne du tiers supérieur de la cuisse droite qu'elle couvrait en entier. Cette tumeur était formée par la matrice et le vagin, ce dernier offrant au centre de son extrémité libre une ouverture en forme de godet, au milieu de laquelle on remarquait le col utérin tout excorié. A sa base, à droite, existaient dix-huit granulations saignantes qui lui avaient fait contracter des adhérences intimes avec la grande lèvre. Toute la surface externe de la tumeur, formée par la face interne du vagin retourné, était sèche, endurcie, couverte de nombreuses écailles larges et épaisses formées par l'épithélium de la muqueuse du vagin devenue externe par le renversement que ce canal avait subi dans sa chute avec la matrice ; indépendamment de ces écailles, on rencontrait çà et là des callosités grosses comme des moitiés de noisettes et dures comme de la corne, que les ciseaux avaient peine à couper.

Réduire cette tumeur et la maintenir réduite, telle était l'indication à remplir. Nous procédâmes donc à la réduction ; mais en

raison de l'énormité du volume de la tumeur, nous éprouvâmes de telles difficultés
qu'il nous fallut invoquer le concours simul-
tané des deux mains de Mlle Coulon pendant
que les nôtres agissaient; encore ne pûmes-
nous avoir qu'un demi-succès à cause des
adhérences que le vagin avait contractées
à droite avec l'orifice vulvaire. En effet,
libre du côté gauche, le vagin remontait
facilement dans l'excavation par le refoule-
ment qu'on lui imprimait, ce qu'il fut impossible d'obtenir du côté droit, en raison des
adhérences qu'il avait contractées avec la
vulve comme nous venons de le dire. La
tumeur à peu près réduite, un de nos pessaires la maintint en place, quoique posé en
plan incliné, l'état du vagin ne permettant
pas de lui donner la position horizontale qu'il
aurait du avoir, et Mme B... retourna chez elle
pouvant marcher et s'asseoir sans difficulté.

Quoique d'ordinaire, avant d'atteindre la chute complète, la matrice passe successivement par tous les degrés que nous avons indiqués, il arrive néanmoins quelquefois que, par suite d'une action violente, elle descende brusquement jusqu'à la vulve, et même la franchisse.

Maintenant que nous connaissons toute l'étendue des mouvements qu'elle peut faire dans le sens vertical, il serait sans doute nécessaire d'en étudier les causes ainsi que les troubles fonctionnels qui en découlent; mais les limites que nous nous sommes posées ne nous le permettent pas, puisque nous n'avons ici en vue que la question du traitement.

Avant d'aborder cette importante question, et attendu la facilité avec laquelle les prolapsus utérins sont confondus avec ceux du vagin, nous croyons, avant d'aller plus loin, devoir dire un mot de ces derniers.

Le vagin est susceptible de se déplacer partiellement ou en totalité, et de venir faire saillie à l'entrée de la vulve où il forme un bourrelet plus ou moins volumineux. On a donné à ce déplacement du vagin, selon qu'il est plus ou moins considérable, et que les parties relâchées descendent plus ou moins bas, les noms de *relâchement, descente, chute, prolapsus* ou *inversion*. Suivant Levret, Sabatier, Boyer et la plupart des chirurgiens, la membrane muqueuse ou interne est la seule qui, en vertu de l'engorgement et de l'épaississement dont elle est le siége, se déplace en glissant en quelque sorte sur le tissu cellulaire qui l'unit à la tunique externe. Bichter prétend que le vagin est susceptible d'éprouver deux sortes de déplacements. Dans l'un, la paroi du vagin est réellement entraînée dans la chute; dans l'autre, elle est simplement relâchée *(Samuel Cooper)*.

Chélius admet deux sortes de renversements : l'un formé aux dépens de la membrane interne du vagin seulement, l'autre
formé aux dépens de toutes les membranes
de ce canal. Dans le premier cas seulement,
dit-il, l'utérus peut ne pas changer de place.
La chute de toutes les membranes du vagin
est donc toujours liée à la chute de l'utérus.
Cette chute peut être complète si le vagin
s'abaisse dans toute sa circonférence, incomplète si c'est simplement une partie de l'une
de ses parois qui est relâchée. Le plus ordinairement, le renversement se fait dans toute
la circonférence. La chute complète du vagin
forme d'abord un cercle mou, bleuâtre, peu
ridé ou même parfaitement lisse ; peu à peu
ce cercle s'allonge, prend une forme cylindrique, et offre à son extrémité inférieure
une ouverture dans laquelle on peut introduire le doigt. Au sommet du canal formé

par ce renversement, on sent l'orifice de la matrice. La chute du vagin augmente dans la station, et diminue ordinairement dans le décubitus. Si cette chute dure depuis long-temps, la nature de la muqueuse vaginale change; elle devient sèche et prend l'aspect des téguments externes; elle peut aussi s'en-flammer, s'ulcérer, etc..... Nous rencon-trons en outre dans la chute du vagin, les mêmes accidents que dans la chute de la matrice, mais à un moindre degré. Les ma-lades éprouvent, surtout lorsque la chute s'est manifestée rapidement, de la pesanteur dans le vagin, un besoin incessant d'uriner et d'aller à la selle; il y a des pertes abon-dantes en blanc, le flux menstruel est irré-gulier, et à chaque effort que fait la malade, on doit craindre une chute de l'utérus. — La chute incomplète du vagin donne lieu à une tumeur qui n'a pas d'orifice à son sommet et tout autour de laquelle on peut promener le doigt. *(Dictionnaire des Dictionnaires,* page 822, tome 8.)

Ces changements de position de la matrice et du vagin peuvent être confondus, soit avec un prolongement du col ou un polype, soit avec une cystocèle ou une rectocèle, et ils sont tellement fréquents que, dans un Mémoire lu le 1er juin 1869 à l'Académie de médecine, nous ne craignîmes pas de dire :

« De tous les organes de l'économie, l'utérus

« est sans contredit celui qui se déplace avec

« le plus de facilité et le plus fréquemment.

« Les hernies, quoique communes à tous les

« sexes et à tous les âges, offrent un chiffre

« relativement bien inférieur à celui des

« déplacements de la matrice, notamment

« chez les femmes de la campagne, chez

« celles surtout qui se livrent à des travaux

« pénibles ou qui se sont prématurément

« relevées de couches. » Ce langage n'avait certes rien d'exagéré, et notre conviction était telle que depuis vingt-cinq ans nous nous sommes livré à la recherche des moyens propres à ramener et à maintenir la matrice dans sa position normale toutes les fois qu'elle s'en écarte, sans perdre de vue néanmoins combien il est essentiel d'affranchir le col de tout frottement, et de lui conserver dans le vagin toute sa liberté.

Nos efforts, nous ne craignons pas de le dire hautement, ont été couronnés d'un succès qui a dépassé toutes nos espérances, ainsi que le démontre le grand nombre des malades que nous avons eu le bonheur de soulager et de guérir par l'application de nos pessaires à anneau. Nous disons guérir, parce que bon nombre de Dames de *tout âge,* ce qui étonnera, ont fini après quelque temps par cesser d'en porter, n'en sentant plus le besoin; et s'il arrivait qu'après les avoir supprimés, elles éprouvassent quelques nouveaux tiraillements, ou quelques pesanteurs, il leur suffisait alors de les replacer elles-mêmes, et de les conserver pendant quelques jours seulement pour que tout rentrât dans l'ordre.

Après avoir parlé des divers déplacements de la matrice et du vagin, nous allons passer en revue les différents traitements qui leur ont été opposés, comparés au nôtre. Toutefois nous excepterons de cette revue les ceintures, auxquelles nous consacrerons un chapitre particulier.

On peut avouer, sans trop de vanité pour la robe, que les chirurgiens ont beaucoup fait pour guérir les infirmités *utéro-vaginales,* et certes, s'ils n'ont pas réussi, ce n'est pas faute d'avoir cherché, car ils ont mis surtout à contribution la mécanique et les moyens chirurgicaux.

Voyons ce qu'ils en ont retiré :

1° MÉCANIQUE. — C'est elle qui a fait naître cette nombreuse famille d'appareils quelquefois ingénieux, le plus souvent très-compliqués et que nous avons été obligé, pour éviter la confusion, de diviser en trois catégories, savoir : les externes, les mixtes, les internes.

Les ceintures, en général, constituent la première catégorie, et, disons-le bien vite, si ce genre de moyen est si souvent recommandé, n'est-ce pas plutôt par l'habitude qu'on a de les prescrire ou sous l'influence d'un intérêt privé, que par les services qu'il peut rendre.

Mais cette catégorie devant faire le sujet d'un chapitre particulier, comme nous l'avons dit plus haut, abandonnons-la pour un moment, et abordons la deuxième.

Celle-ci renferme les moyens mixtes, c'est-à-dire résultant de la combinaison d'appareils internes et externes agissant simultanément, et se composant de pessaires et de ceintures avec tous leurs accessoires. Parmi ces moyens mixtes, on compte les pessaires à tige simple, laquelle tige n'est qu'un prolongement d'un des côtés du plateau, et ceux à tige portant trois branches, pour s'adapter au plateau d'une manière fixe et former ainsi une espèce de bilboquet; ceux en cône ou en bondon; ceux à pelotte dits quenouilles; ceux à tige mobile faisant charnière avec le plateau pour en faciliter l'introduction, comme l'a imaginé M. Maisonneuve en 1863; ceux en caoutchouc, fabriqués par M. Leplanquais, d'après le modèle de M. Nélaton.

Chacun de ces pessaires nécessite un bandage en T pour pouvoir être maintenu en place.

Viennent ensuite les moyens plus compliqués, et auxquels on peut donner à juste titre le nom d'appareils. Tels sont : 1° le bandage de Sabatier ; 2° le pessaire à pivot employé par M. Robert ; 3° l'hystérophore de Roser ; 4° le pessaire de Grandcollot ; 5° le pessaire de M. Goupil.

Bandage de Sabatier. — Ce bandage consiste en une ceinture de la partie antérieure de laquelle descend jusqu'à la vulve une tige à ressort pour se recourber vers le vagin et maintenir une éponge fixée à l'entrée de ce canal.

Pessaire à pivot. — Il est formé d'une tige rigide dont l'une des extrémités, recourbée en avant, va se fixer à une ceinture hypogastrique, tandis que l'autre penètre dans le vagin pour y former une espèce de pivot sur lequel est supporté d'une manière mobile, une cuvette large d'environ six centimètres.

Hystérophore de Roser modifié par *Scanzoni*. — Il consiste en une plaque hypogastrique de ferblanc, recouverte de cuir, de la forme d'un rein, de 14 centimètres de long sur 8 et demi de large, dans laquelle s'adapte au moyen d'une vis l'extrémité d'une branche recourbée destinée à être introduite dans le vagin. Cette branche présente, à 5 centimètres au-dessus de l'extrémité qui s'adapte dans l'agrafe, une charnière qui lui permet un mouvement libre à droite et à gauche. De là, la branche descend dans une longueur de 5 centimètres et demi, puis se recourbe en arrière, puis en haut et en avant, décrivant un arc de cercle tel que la branche ascendante, longue de 5 centimètres et demi, se trouve à 5 centimètres et demi de la branche descendante à l'endroit où elles sont le plus éloignées l'une de l'autre (1).

La branche courbe consiste en un ressort d'acier large de 5 millimètres, assez fort, renfermé dans toute sa longueur dans un tube de caoutchouc vulcanisé et terminé par un bouton d'ébène de 4 centimètres de long sur 3 de large et 1 et demi d'épaisseur, assujéti au moyen d'une vis pour pouvoir être monté ou baissé à volonté.

Pessaire de M. Grandcollot. — Objet d'un rapport à l'Académie de médecine, il n'est en réalité qu'une modification assez ingé-

(1) Nous empruntons cette description et les deux qui vont suivre à la *Clinique* de MM. Bernutz et Goupil, page 727 et suiv. Paris, 1862.

3

nieuse de celui de Roser. Seulement, au lieu de prendre un point d'appui sur le vagin, il supporte l'utérus sur une tige intra-vaginale munie d'une cuvette. Ce pessaire se compose d'une ceinture hypogastrique à deux pelottes; entre elles se trouve une armature métallique à doubles brisures latérales, dans l'écartement desquelles est placée l'insertion du col de cygne qui supporte le pessaire, et est convenablement courbé pour s'adapter sur le pénil. Ce col de cygne peut, grâce à un double système de charnière, être fixé, ou exécuter des mouvements variés de rotation ou d'inclinaison. Au col de cygne est adaptée une tige intra-vaginale, munie d'une cuvette à son extrémité supérieure. Cette tige est rectiligne, formée de deux cylindres creux emboités et glissant l'un sur l'autre, s'allongeant et se raccourcissant à volonté, et contenant : 1° un ressort à boudin dont la puissance, indépendante des changements de longueur de la tige, demeure invariable et permet une mobilité verticale d'un centimètre environ ; 2° un système d'excentrique qui lui permet de se renverser plus ou moins sur son axe, et même d'exécuter autour de lui une révolution complète. Ce mécanisme en rend l'introduction facile. Enfin la tige rectiligne est articulée avec le col de cygne de manière à pouvoir tourner sur elle-même et exécuter des mouvements de circumduction.

Pessaire de M. Goupil. — Ce pessaire se compose d'une plaque d'acier ouverte par le milieu, longue d'environ 4 centimètres, que l'on fixe par un bouton à vis, à une hauteur variable et après tâtonnement à la plaque d'une ceinture hypogastrique. Cette mortaise doit être inclinée sur la tige qui lui fait suite suivant l'embonpoint de la malade et le volume de l'abdomen. La plaque s'articule avec le col de cygne par une charnière dont les bords saillants permettent les mouvements de latéralité dans une certaine étendue. Le col de cygne est formé par un ressort assez fort, large de 5 millimètres, courbé au feu, et dont la forme est nécessaire pour permettre à la malade de se baisser en avant et de s'asseoir, même sur des siéges très-durs. La partie intra-vaginale de cette tige est verticale, et n'a pas plus de 6 centimètres de longueur, et elle est terminée par une olive métallique. Le ressort est recouvert dans toute son étendue par un tube de caoutchouc vulcanisé ; il supporte à son extrémité intra-vaginale, un ovoïde de caoutchouc vulcanisé à parois épaisses, de 3 à 4 centimètres de diamètre transversal, et de 5 à 6 centimètres de hauteur. Cette sorte d'olive est insufflée et maintenue tendue au moyen d'un lien constricteur qui la fixe sur le ressort au point placé exactement au milieu de la tige ascendante.

Pour peu qu'on y réfléchisse, on ne tarde pas à reconnaître que tous ces appareils sont à peu près les mêmes. En effet, une ceinture hypogastrique et une tige métallique plus ou moins flexible partant du bas-ventre pour se rendre à la vulve et remonter dans le vagin afin d'offrir un support à la matrice, voilà la base de chacun. Il n'y a donc de différence de l'un à l'autre que par quelques modifications apportées dans leur construction, modifications souvent ingénieuses, mais toujours distantes du but. Ce qui le prouve, c'est que la pratique n'a pu en tirer aucun profit. Ils sont d'abord très-compliqués, difficiles à appliquer et plus difficiles encore à être conservés; ils irritent, comme le font tous les pessaires à queue, les muqueuses avec lesquelles ils sont en contact, les pincent même quelquefois, ce qui occasionne des douleurs qui les rendent intolérables. De plus, ils sont en général gênants, pesants, difficiles à entretenir et hors de la portée du plus grand nombre des malades à cause de leur prix toujours élevé.

La troisième catégorie est constituée par les moyens internes, agissant sans le concours d'appareils externes.

Ce n'est pas seulement de nos jours que ces sortes de moyens ont été mis en pratique. Hippocrate faisait usage de pessaires dits médicamenteux devant agir dans le double but de guérir les maladies de matrice et ses déplacements, et comme il n'avait pas de grandes notions sur ces sortes d'affections, qu'il n'agissait qu'en raison de ce qu'on lui racontait, il avait été amené à confectionner plusieurs centaines de pessaires différents à cause des diverses formes sous lesquelles la maladie se présentait. Nous pourrions dire que ces pessaires étaient plutôt des suppositoires, faits en laine, tantôt fusiformes, tantôt olivaires, enduits de pâte molle préparée suivant la nature supposée de la maladie, et que la femme introduisait elle-même dans le vagin.

Depuis cette époque déjà fort loin de nous, les affections utérines étant mieux connues, d'autres pessaires ont été créés dans le but de remédier aux prolapsus vaginaux et utérins.

Tels sont les différents pessaires construits en or, en argent, en étain, en plomb, en cristal, en porcelaine, en buis, en liége recouvert de cire, ou en tissu de soie rempli de laine choisie et couvert extérieurement de plusieurs couches de gomme élastique, ce qui les a fait improprement surnommer pessaires en gomme élastique. Sont ensuite venus les pessaires en gutta-percha, et celui en émail de M. Rainal père, et enfin les pessaires en caoutchouc vulcanisé à air fixe ou avec insufflateur, comme ceux de MM. Gariel, Bourjeaurt et Leplanquais.

Tous ces pessaires, ainsi que le pessaire élythroïde de M. Jules Cloquet, agissent en relevant l'utérus, ce qui a un grand inconvénient, attendu que le col prenant un point d'appui sur eux, s'y lie tellement qu'il les suit dans tous leurs mouvements; et comme ces supports se déplacent avec beaucoup de facilité, ils impriment à l'utérus des déplacements qui de passagers finissent par devenir permanents, et constituent des vices de direction de cet organe. Pour obvier à ces graves inconvénients, on a cherché à sou-

tenir l'utérus d'une manière médiate, et c'est
dans ce but que le docteur Kilian a imaginé
son élytromochlion fait avec un ressort plat
courbé en U qu'il introduisait fermé dans le
vagin pour en tendre les parois par l'écartement des branches du ressort. Zwanck eut
l'idée d'employer à cet effet deux plaques
en ferblanc réunies par une charnière et
montées à angle droit sur deux tiges métal-
liques qui servent à rapprocher ou à écarter
les plaques par le mouvement qu'on leur
imprime, et qu'on maintient dans la position
voulue au moyen d'une gaîne assujétie sur
un pas de vis. Cet hystérophore fut copié par
Eulenburg qui au lieu d'employer du métal
se servit de buis, et remplaça par un anneau
en caoutchouc la gaîne à vis qui servait à
réunir les tiges.

Les défauts spéciaux de ces appareils
ressortent assez de leur confection et de leur

action vicieuse sur le vagin pour que nous croyons inutile d'entrer à leur sujet dans de plus complets détails.

M. Jules Cloquet a fait un élythroïde, pessaire contentif, sur lequel M. Combes a calqué son appareil élythroïde curatif pour, à l'exemple d'Hippocrate, porter sur les parties malades de l'utérus les médicaments qu'elles réclament, et leur donner en même temps, en cas de relâchement, le ton nécessaire pour être maintenues dans leur position normale.

Tous les pessaires et appareils que nous venons de passer en revue, ont offert aux praticiens des inconvénients propres à les faire abandonner, et pour s'en convaincre, il suffit de jeter un coup-d'œil sur l'appréciation qu'en ont faite Gerdy, Velpeau et M. Leplanquais.

Gerdy *(Traité des Bandages)* a dit : « De

« quelque pessaire que l'on se serve, il ne
« faut jamais l'employer que lorsqu'on s'est
« assuré qu'il n'y a ni gonflemeñt inflamma-
« toire ni sensibilité augmentée au col de
« l'utérus. Cette précaution est de la plus
« haute importance. On a vu des accidents
« graves, et la dégénération carcinomateuse
« du col suivre l'usage d'un pessaire mal à
« propos employé dans ce cas.

« Les pessaires causent d'abord tous de la
« gêne, et ensuite un écoulement muqueux,
« une sorte de catarrhe chronique. Ils déter-
« minent un tourment insupportable, de
« fréquentes envies d'uriner, de la douleur,
« de la tension dans le bas-ventre. Et s'ils
« sont trop petits, ils s'échappent avec faci-
« lité, comme il arriva à une actrice en
« voyage qui laissa tomber le sien dans la
« salle à manger d'une table d'hôte et en
« déclina la propriété. »

Velpeau *(Traité de Médecine opératoire,*
tom. IV, p. 375) : « Nul doute, dit-il en par-
« lant des pessaires, qu'ils n'occasionnent
« beaucoup de gêne, d'assez nombreux acci-
« dents, que beaucoup de femmes ne soient
« même dans l'impossibilité absolue de les
« supporter. La pression qu'ils exercent sur
« le rectum, sur la vessie, est déjà un obstacle
« aux fonctions de ces deux viscères. Le col
« utérin lui-même, irrité par le contact d'un
« pareil corps, s'engage, s'étrangle dans l'ou-
« verture du pessaire, qui à son tour finit
« par excorier, perforer les parois du vagin,
« si ce n'est de l'intestin ou de la poche
« urinaire. Plusieurs exemples de cette
« espèce d'étranglement ont été publiés. Si
« on emploie le bilboquet, de quelque ma-
« nière qu'on s'y prenne, il s'incline plus
« dans un sens que dans l'autre et va, au
« bout d'un certain temps, déprimer le vagin,

« plus tôt ou en même temps que le museau
« de tanche. La gimblette elle-même se ren-
« verse à peu près toujours, soit en avant,
« soit en arrière, et soutient également fort
« mal le col de la matrice. Quand au pessaire
« en bondon, l'ouverture de ses deux extré-
« mités, mince, presque tranchante, blesse
« aussi très-facilement les parties. Le pessaire
« élythroïde de M. Cloquet, moulé sur le
« vagin, remplissant avec une certaine exac-
« titude ce canal, est moins sujet à se dé-
« placer, maintient plus sûrement les parties,
« exige moins de précautions pour être con-
« venablement contenu, et offre par cela
« même beaucoup moins d'inconvénients
« que tous les autres ; mais comme il forme
« une masse plus considérable et qu'il occupe
« la totalité de l'organe, beaucoup de femmes
« s'en trouvent, sous ce rapport, assez forte-
« ment incommodées, et il est difficile de le

« maintenir en place. Puisque ces instru-
« ments sont si loin d'être inoffensifs, pour-
« quoi donc en continuer l'usage ? Il est du
« moins certain qu'ils devraient être proscrits
« dans une foule de circonstances où on y a
« recours. »

M. Leplanquais : « Je ne prendrai pas la
« peine, dit-il en parlant des anciens pes-
« saires dans sa circulaire de 1868, d'énu-
« mérer tous leurs inconvénients ; indiquer
« les matières qui servent à leur fabrication,
« c'est signaler suffisamment un de leurs
« plus nombreux et graves défauts ; ils
« sont, du reste, condamnés depuis long-
« temps.

« Je ne parlerai donc que du dernier per-
« fectionnement ; je veux nommer le pessaire
« en caoutchouc vulcanisé. Certes on a fait
« un grand pas, et ces pessaires ont rendu
« des services ; mais les désagréments qu'ils

« avaient à l'usage les ont fait abandonner.

« Les préparatifs à la pose étaient fort désa-
« gréables; ils ne pouvaient non plus avoir
« la résistance nécessaire pour conserver les
« formes indispensables. Dans presque tous
« les cas, c'était plutôt un tamponnement
« du vagin; de plus, et ce défaut est des
« plus graves, ils étaient de peu de durée
« parce qu'ils devaient contenir de l'air pour
« se maintenir en place, et que la moindre
« cause amenait la perforation du caoutchouc,
« soit par la décomposition des corps étran-
« gers qu'il pouvait contenir, soit par les
« imperfections des soudures nécessaires à
« la fabrication; le pessaire dépourvu d'air
« tombait, et était à l'avenir irréparable et
« inutile; de plus, les accidents survenant
« dans le travail de la vulcanisation étaient
« de graves inconvénients, car il arrivait
« souvent que trop minces pour arriver a

« supporter la cuisson, les pessaires se cas-

« saient si on faisait trop cuire, ou formaient

« des ampoules si on ne cuisait pas assez. »

M. Leplanquais, on le voit, n'a pour ainsi dire considéré les pessaires que sous le point de vue de la fabrication ; mais envisageons-les sous celui de l'application, et nous constaterons bientôt combien leur contact permanent avec le museau de tanche est pernicieux. En effet, le frottement continuel qui en résulte, quelle que soit la forme du pessaire, globuleuse ou en gimblette, devient la source de phénomènes pathologiques fort sérieux. Il se produit là ce que nous rencontrons dans les précipitations alors que le col subit le frottement des vêtements : érosions, ulcérations, écoulements sanguins, muqueux, même purulents. On nous dira peut-être que la surface lisse et polie des pessaires met les malades à l'abri de tous ces inconvénients ;

mais nous ne pourrions accueillir cette assertion, bien convaincu que nous sommes que
tout frottement finit avec le temps par produire l'usure.

*La goutte d'eau qui tombe et se renouvelle
sans cesse n'use-t-elle pas la pierre?*

En outre du frottement nous reconnaissons
aux pessaires servant de point d'appui au
col, un autre grave inconvénient, celui de
retenir les matières secrétées dont le contact
prolongé ne manque jamais d'altérer les
parties. Ce reproche s'adresse particulière-
ment aux pessaires en gimblette qui, en
raison de la légère concavité qu'ils offrent à
leur centre, rendent la stagnation des liquides
beaucoup plus facile que les pessaires à
surface convexe; ils sont, il est vrai, percés
d'un trou pour favoriser tout écoulement;
mais, pour nous, ce trou peut être aussi
nuisible qu'utile, attendu que le col est sus-

ceptible de s'y engager, ce qui occasionne des hernies peu commodes à réduire.

Tous les désavantages que nous venons de reconnaître aux pessaires de la 3e catégorie servant à refouler le col dans le but de remédier aux descentes de matrice incombent également à ceux de la seconde, d'où il résulte qu'aucun de ces moyens mécaniques n'a fourni des résultats satisfaisants.

Au lieu de refouler le col, M. Annan, d'Amérique, a eu l'idée de refouler le plancher périnéal pour s'opposer à la descente de la matrice, et dans ce but, il a employé une ceinture métallique de laquelle part, en arrière, une tige en acier pour descendre jusqu'au fondement et se relever ensuite sous le périnée qu'elle refoule au moyen d'une plaque; mais ce moyen mécanique n'a pas mieux réussi que les autres.

Voyons si les moyens chirurgicaux ont été plus favorables.

2° MOYENS CHIRURGICAUX. — Rétrécir le vagin par la cautérisation ou l'excision, clore la vulve par le rapprochement des grandes lèvres, *infibulation*, ou leur réunion dans toute leur partie médiane, *épisiorrhaphie*, tels sont les moyens extrêmes auxquels la science a cru pouvoir s'adresser avec succès pour triompher des descentes de matrice, attendu l'insuffisance de tous ceux que nous venons de passer en revue; mais elle a été trompée dans son attente. Voici en effet ce qu'on lit à ce sujet dans le *Dictionnaire des Diction-naires de Médecine*, tome 8, pages 761 et 762 : « L'expérience n'a pas encore justifié, dans « les hôpitaux de Paris, les hautes espérances « qu'on avait conçues sur l'oblitération arti- « ficielle du vagin ou de la vulve pour la

« cure radicale du prolapsus de la matrice.

« Plusieurs malades opérées à la Charité et
« à l'Hôtel-Dieu par le procédé de *M. Fricke*
« n'en ont retiré aucun avantage, et les autres
« faits qu'on avait prématurément proclamés
« comme des succès, sont aujourd'hui con-
« testables pour la plupart. Aussi l'enthou-
« siasme ayant fait place à l'observation, com-
« mence-t-on à croire chez nous que le remède
« réellement curatif de l'infirmité est encore à
« découvrir, et est-on généralement convain-
« cu qu'il n'existe que des moyens palliatifs. »

Ainsi que nous venons de le voir, les efforts
de tous ceux qui se sont livrés à la recherche
de moyens propres à maintenir la matrice
dans sa position normale se sont portés sur
le col, comme si c'était bien réellement là
qu'il fallait s'adresser. A notre avis, c'était
plutôt vers le vagin qu'il convenait de diriger
son attention, et en voici la raison :

Le vagin, comme chacun le sait, est un canal cylindrique de treize à quatorze centimètres de long, qui partant de la vulve s'élève jusqu'à l'utérus dont il embrasse le col, et peut dans certains cas lui servir pour ainsi dire de plancher, comme nous allons le démontrer.

Supposons en effet une chute de l'utérus. Les ligaments larges étant trop relâchés, et la matrice cédant à son propre poids ou à la pression que lui imprime l'iléon, descend plus ou moins, et pousse devant elle le vagin, qui à son tour cède avec une facilité proportionnée à son relâchement et à celui du tissu cellulaire qui le lie aux organes avoisinants. De là des prolapsus vaginaux d'autant plus prononcés que la descente se rapproche davantage de la vulve, ce qui se conçoit quand on pense que c'est autour de cet anneau que s'insère le vagin.

Comme il arrive dans la précipitation que ce canal est refoulé jusqu'à son point d'insertion, on voit se produire alors, en raison de l'insuffisance des moyens opposés aux descentes de matrice, des renversements qui atteignent des proportions effrayantes.

Ces sortes d'accidents ne pourraient certes pas se produire si le vagin était plus court et venait s'insérer à quelques centimètres au-dessus de la vulve. Sa longueur ne serait plus alors suffisante pour permettre au col de l'utérus, lors des chutes de cet organe, de venir faire saillie au-dessous du détroit inférieur; et quand bien même les ligaments utérins seraient assez relâchés pour pouvoir se prêter à une descente extrême de la matrice, l'appui du vagin, remonté pour ainsi dire dans l'intérieur de ce canal jusqu'à la moitié de sa hauteur, n'accorderait pas à la partie supérieure de ce dernier une étendue assez grande pour atteindre l'orifice externe des parties génitales. En un mot, et si l'on veut bien nous souffrir l'expression, grâce à ce raccourcissement de la partie inférieure du vagin, la matrice descendue serait tenue en suspension par la portion supérieure, qui, l'ayant suivie dans sa chûte, se serait réfléchie sur l'appui formant la limite entre les deux portions vaginales.

Raccourcir le vagin de telle façon que sa partie supérieure par son renversement fournisse à la matrice une sorte de tente ou de plancher qui maintienne le col enfermé dans la cavité vaginale et exempt de tout frottement, tel est le but que nous nous sommes proposé.

C'était aussi vers la formation de ce plancher par le vagin lui-même que les chirurgiens auraient dû diriger leurs recherches plutôt que de le constituer artificiellement au moyen de pessaires dont nous avons signalé plus haut l'insuffisance et les inconvénients, sans compter tous les embarras qu'ils occasionnent.

Il y avait pourtant un moyen fort simple pour y arriver : il suffisait pour cela d'envisager le vagin partant de la vulve et parcourant un trajet de treize à quatorze centimètres pour atteindre l'utérus. Dès lors il devenait évident que ce canal se renversant dans une certaine étendue, devait, en raison de sa longueur, atteindre facilement l'orifice vulvaire. Diminuer donc cette longueur de la moitié ou du tiers, et constituer en même temps pour l'utérus un plancher vaginal, c'était résoudre complètement le problème. C'est ce que nous avons fait avec nos pessaires élastiques à anneau.

Ces moyens, d'une application fort facile, et agissant sans le concours d'aucun auxi-

liaire, s'adressent directement au vagin, tout
en laissant le museau de tanche libre de
tout contact. Introduits dans la cavité vaginale, ils l'étendent dans le sens transversal
de manière à constituer pour ce canal une
espèce de poulie sur laquelle il se réfléchit
pour se porter vers l'utérus, au lieu de s'y
rendre directement de la vulve.

L'extension proportionnelle que le vagin
éprouve d'une part, jointe à la réflexion qu'il
est obligé de faire pour aller atteindre la
matrice, lui fait nécessairement éprouver
des pertes dans le sens de sa longueur et le
raccourcit par conséquent. Quant à la formation de son plancher, il est facile de s'en
rendre compte, si l'on se représente un large
anneau dans lequel l'utérus peut facilement
s'engager, entraînant avec lui la partie supérieure du vagin. Ce canal ainsi entraîné par
la matrice qui descend, subit une seconde

réflexion en sens inverse de la première, c'est-à-dire de haut en bas, et prenant, par cette nouvelle réflexion, un point d'appui sur le bourrelet du pessaire qu'il enveloppe en partie, il constitue une espèce de tente ou de plancher propre à résister aux efforts de la matrice.

Faciliter la formation du plancher vaginal n'est pas le seul avantage dont jouissent ces pessaires; la pratique leur en fait reconnaître bien d'autres; ceux, par exemple, de pouvoir rester en place pendant le traitement d'une maladie quelconque du col nécessitant des injections ou des douches, des cautérisations ou même des pansements journaliers. De plus, leur présence ne gênant en rien les rapports sexuels, les femmes peuvent devenir enceintes tout en les portant, et les conserver jusqu'à la fin de la grossesse, ce que nous avons vu plusieurs fois. Enfin, ces pessaires font aussi par leur présence office de redresseur, attendu que le col une fois engagé dans l'anneau, se trouve ramené dans son axe normal où il est maintenu, et s'oppose ainsi aux inflexions diverses de l'utérus.

Nous venons de dire que nos pessaires pouvaient rester en place pendant tout le cours d'un traitement du col; nous devons dire de plus qu'ils doivent entrer pour beaucoup dans le traitement des affections utérines en général, en permettant aux malades de vaquer à leurs occupations habituelles, au lieu d'être condamnées à subir, pendant un temps illimité, cette torture du repos absolu auquel le médecin les oblige *sine quâ non*.

Cette formule du repos absolu, qu'il nous soit permis de le demander en passant, mérite-t-elle tout le crédit qu'on lui accorde généralement? Nous nous proposons d'examiner cette question plus bas.

Nous venons de dire que les femmes pouvaient devenir enceintes tout en portant nos pessaires et les conserver pendant tout le temps de leur grossesse. Qu'il nous soit permis de citer quelques faits en faveur de cette assertion.

OBSERVATION I.

Mme J...., âgée de 32 ans, s'est mariée à 22 ans; elle est de petite taille, bien constituée, et s'est livrée aux travaux pénibles de la campagne dès son bas-âge. Environ un an après son mariage elle devint enceinte, et accoucha heureusement à terme, d'un garçon qu'elle nourrit. Quelque temps après ses couches, elle éprouva des difficultés pour marcher, et se plaignit de douleurs continuelles dans le bas des reins et entre les deux épaules; elle ressentait des tiraillements continuels d'estomac qu'elle attribuait au besoin de manger, et sitôt qu'elle avait pris quelques aliments elle sentait une grande gêne se manifester à la région épigastrique. Une profonde tristesse portée jusqu'aux larmes, accompagnée d'étouffements assez fréquents, s'empara de cette jeune dame, qui prit le parti de venir nous consulter, le 14 mai 1863.

Ayant découvert une descente au troisième degré avec leucorrhée abondante et ulcération granuleuse au col, nous prescrivîmes des injections avec une décoction froide de feuilles de noyer, des bains de siége, de la tisane de racine de valériane, et une bonne nourriture. Nous cautérisâmes avec le nitrate d'argent et nous appliquâmes un de nos pessaires. Douze cautérisations furent faites depuis le jour de la consultation jusqu'au 7 juillet, c'est-à-dire deux mois après, époque à laquelle tout était terminé. Pendant tout le cours du traitement, Mme J.... a toujours conservé son pessaire, sans que nous l'ayons retiré une seule fois pour la cautériser. Redevenue enceinte en 1869, tout en portant son pessaire, elle l'a conservé pendant tout le temps de sa grossesse, attendu que son ventre étant bien soutenu, elle se trouvait beaucoup moins gênée que la première fois. Nous le retirâmes au moment de l'accoucher, et elle ne voulut pas se relever sans l'avoir remis.

OBSERVATION II.

Mme B...., d'un tempérament nervoso-
sanguin et d'une bonne constitution, parta-
geait avec tous ses parents les bénéfices
d'une santé parfaite. Mariée à l'âge de
24 ans, elle vint, quoique élevée aux travaux
des champs, habiter la ville. Quelque temps
après son mariage, elle devint enceinte, et
eut une couche très-laborieuse dans laquelle
l'enfant périt. Devenue veuve, elle entreprit
un commerce qui l'obligeait à rester debout
du matin au soir. Six ans après son veuvage,
c'est-à-dire en 1860, elle se remaria, et un
an après son mariage, elle se plaignit de
malaise général, de douleurs dans les reins
et entre les deux épaules, ce qui lui avait
donné l'idée d'une maladie de poitrine. La

station debout lui causait des tiraillements
dans le ventre et des douleurs avec fourmil-
lements dans les cuisses; aussi lui était-il
impossible de rester droite. Des douleurs
presque continuelles qu'elle ressentait à la
région épigastrique et qu'elle confondait
avec la sensation de la faim la conduisaient
à prendre souvent des aliments dont l'in-
gestion ne faisait qu'augmenter les douleurs
au lieu de les calmer. Consulté pour la première fois le 5 décembre 1861, nous constatâmes une descente de matrice au second
degré avec légère ulcération au col et leucorrhée. Cet état de choses céda facilement
à quelques cautérisations au nitrate d'argent
secondées par des injections d'eau froide
renouvelées plusieurs fois par jour, et à
l'application d'un pessaire à anneau.

En septembre 1863, Mme B.... redevint
enceinte tout en portant notre pessaire,

qu'elle conserva pendant tout le temps de sa grossesse. Le 27 juin 1864, ayant fait appeler pour l'accoucher une sage-femme fort habile et très-expérimentée, celle-ci en exerçant le toucher rencontra un corps étranger qu'elle ne connaissait pas. Effrayée de la position, elle vint nous chercher en toute hâte, nous disant qu'il y avait chez Mme B.... quelque chose d'extraordinaire. En effet, nous trouvâmes le pessaire que nous avions posé trois ans auparavant et qu'on n'avait jamais ôté; nous le retirâmes pour faire la couche, et Mme B.... nous dit qu'à cette dernière grossesse le ventre lui avait semblé bien moins lourd qu'à la première, et qu'elle avait été bien moins gênée.

A côté de ces deux faits viennent s'en ranger encore plusieurs autres que nous jugeons inutile de rapporter, pensant bien que les deux observations mentionnées ci-dessus sont suffisantes pour prouver qu'une femme peut devenir enceinte tout en portant un de nos pessaires. Disons encore qu'une femme devenue enceinte en l'absence d'un pessaire, peut, dans certains cas de grossesse difficile à porter, trouver du soulagement dans l'application d'un de nos élastiques. Voici un fait à l'appui de ce que nous avançons.

OBSERVATION III.

Mᵐᵉ L.... faisait chez un riche parent tout
le service qui est ordinairement du ressort
d'une bonne. Elle est bien constituée et a
toujours joui d'une excellente santé. Mariée
à l'âge de 28 ans, elle en a aujourd'hui 44.
Depuis son mariage, elle a été constamment
enceinte ou nourrice, quoique cependant
elle n'ait allaité que deux enfants à cause des
abcès qui se formaient chaque fois dans les
seins, et dans l'espace de seize ans, elle a eu
onze enfants et a fait trois fausses couches.
A partir de sa première couche, c'est-à-dire
un an environ après son mariage, elle commença à être tourmentée par un malaise général et quelques douleurs dans les membres

inférieurs ainsi que dans la région lombaire.
Redevenue enceinte, cet état s'aggrava, et
alla toujours en augmentant à mesure que
les grossesses se renouvelèrent, à tel point
qu'étant devenue encore enceinte dans le
mois de janvier 1869, il lui fut impossible,
arrivée au cinquième mois, de vaquer à ses
occupations habituelles qui consistaient à
soigner ses enfants et à faire son ménage.
Ne pouvant ni marcher ni rester debout, elle
prit conseil d'une jeune sage-femme qui
l'engagea à venir nous trouver, et dans les
premiers jours du mois de mai, nous rece-
vions la visite de ces deux dames. La malade,
comme nous l'avons déjà dit, pouvant à
peine marcher, nous apprit que depuis
quinze ans elle avait une descente de matrice qui n'avait pas cessé d'augmenter jusqu'à ce jour. Nous trouvâmes, en effet, le
col et le vagin formant hors de la vulve, un

bourrelet assez fort, exempt d'érosion. Nous fîmes rentrer ce bourrelet, et nous appliquâmes un pessaire n° 7, ayant sept centimètres et demi de diamètre. Aussitôt après, Mme L..... se trouva tout-à-fait soulagée, et put immédiatoment reprendre ses occupations. Elle conserva son pessaire jusqu'au mois de septembre (quatre mois), époque à laquelle elle accoucha. N'ayant rien ressenti depuis, elle ne le porte plus, se promettant bien de le remettre si besoin est.

Si dans les cas que nous venons de citer, les pessaires à anneau ont prouvé leur utilité, il en est un autre surtout que nous ne devons pas perdre de vue : c'est la convalescence d'une ovarite aiguë, alors que la sensibilité n'est pas encore complètement éteinte. Il suffit dans ce cas de la plus légère secousse imprimée aux ligaments pour provoquer de vives douleurs et faire naître de graves accidents. Il y a alors nécessité de soutenir la matrice comme nous avons été conduit à le faire chez la malade qui fait le sujet de l'observation suivante.

OBSERVATION IV.

Mlle H...., fille d'un riche cultivateur, est âgée de 22 ans, ordinairement bien réglée, n'ayant jamais eu des rapports sexuels. Quoique d'une constitution médiocre, elle n'a jamais été positivement malade ; mais elle était obligée de faire souvent des travaux peu en rapport avec ses forces. En 1868, ayant manié souvent de pesants fardeaux, elle commença à éprouver quelques malaises, avec sentiment de lassitude, se manifestant sous l'influence même du plus petit travail. Elle continua néanmoins sa besogne ordinaire ; mais des phénomènes morbides plus tranchés s'étant manifestés, elle se trouva forcée de garder le lit. Appelé pour la visiter, le 30 novembre 1868, voici l'état dans lequel nous la trouvâmes : décubitus dorsal, toute autre position étant devenue impossible à garder; douleur dans les lombes et sentiment de pesanteur dans l'excavation, absence de menstrues, pouls fébrile, soif assez vive, urines briquetées et rares, selles manquant depuis trois jours. A la région iliaque droite, un peu tendue du côté de l'aîne, existait une douleur très-vive pouvant à peine permettre le toucher, le ventre était assez sensible. Ces symptômes nous conduisirent à admettre l'existence d'une ovarite aigüe avec complications, et nous prescrivîmes un lavement huileux administré immédiatement; puis quinze sangsues appliquées *loco dolenti,* et après leur chute, cataplasme émollient s'étendant sur tout le ventre et renouvelé toutes les trois heures; tisane de lin; diète. Le lendemain nous trouvâmes un mieux sensible : même prescription que la veille, moins les sangsues ; et, arrivé au cinquième jour, il nous fut possible de mettre la malade au bain, qu'on renouvela jusqu'au 15 décembre tous les jours. A cette époque, tout paraissait terminé ; mais notre jeune malade ayant voulu marcher et lever les bras comme d'habitude, il se manifesta dans le bas-ventre un sentiment de pesanteur accompagné d'une légère douleur du côté de l'ovaire droit, ce qui nous fit soupçonner un abaissement de la matrice. Le toucher étant pratiqué, nous reconnûmes, en effet, une descente au deuxième degré. Un pessaire à anneau n° 2 fut appliqué immédiatement, et à partir de ce moment, Mlle H.... put sans inconvénient reprendre ses occupations. Aujourd'hui, elle ne veut plus se séparer de son pessaire, qu'elle porte depuis dix-huit mois.

La critique, souvent par trop injuste, ne manquera pas de nous alléguer que ce ne

sont là que des faits isolés tout-à-fait insuffi-
sants pour confirmer la valeur de nos pessaires
comme moyen de remédier aux descentes
de matrice en général. Mais nous espérons
donner satisfaction pleine et entière en met-
tant sous les yeux de nos lecteurs plusieurs
cas d'une nature différente de ceux que nous
venons de signaler.

OBSERVATION V.

Mme M...., âgée de 55 ans, souffrait d'une descente de matrice depuis 25 ans, et depuis deux ans environ, elle ne pouvait plus s'asseoir. La matrice était descendue en dehors des parties et y avait acquis un volume considérable, ce qui faisait que toutes les positions, assise, debout ou couchée, étaient difficiles à garder. Debout, le poids de l'organe exerçait des tiraillements douloureux; assise, la position était tellement pénible, que Mme M.... ne pouvait s'asseoir que sur une fesse ; et couchée, le frottement soit de la chemise, soit des draps, était difficile à supporter.

Bien que se trouvant dans cet état,

jamais M^mo M.... n'avait voulu consentir à demander conseil à un médecin, mais la force du mal l'y contraignit, et le 11 septembre 1854, elle nous fit appeler.

Nous la trouvâmes sur son lit, couchée sur le dos, ne pouvant supporter aucune autre position. La matrice formait à l'entrée de la vulve une tumeur du volume de la tête d'un fœtus de six mois; elle était dure, à peu près sphérique, et largement excoriée à la place que devait occuper le col qui était complètement effacé.

Ramener la matrice à sa position naturelle et l'y maintenir, telles furent pour nous les indications à remplir. Nous procédâmes donc à la réduction qui ne se fit pas sans quelques difficultés, puis, pour la soutenir, nous appliquâmes notre système dont l'heureux effet ne s'est jamais démenti. A partir du moment où M^mc M.... eut la matrice réduite et maintenue, elle put aisément marcher, s'asseoir, se coucher dans tous les sens, et reprendre ses occupations habituelles sans la moindre difficulté.

OBSERVATION VI.

Mme M....., âgée de 65 ans, était depuis longtemps atteinte d'une chute de matrice qui la mettait dans l'impossibilité non-seulement de vaquer à ses occupations ordinaires, les travaux de la campagne, mais même de se livrer dans son intérieur aux soins de son petit ménage. Gênée debout et assise, elle était obligée de rester le plus souvent couchée. Encore souffrait-elle dans cette position, et la voyait-on dépérir tous les jours de plus en plus.

Appelé dans les premiers jours du mois de mai 1855, pour lui donner des soins, nous trouvâmes la matrice débordant de cinq centimètres environ l'orifice de la vulve. Le col était engorgé et couvert d'une ulcération

granuleuse saignant au plus léger attouche-
ment.

Deux indications se présentaient : il fallait
d'abord réduire la matrice et la maintenir
pour mettre le col à l'abri du frottement qui
l'avait ulcéré, puis guérir son ulcération.
Tout cela eût été fort difficile sans le secours
de nos moyens, car soutenir la matrice avec
un pessaire ordinaire, c'était soumettre le col
à une pression et à un frottement continuels,
qui ne pouvaient qu'aggraver son ulcère.
Traiter celui-ci avant de réduire la matrice,
c'était marcher droit à un insuccès, attendu
que le frottement, cause occasionnelle, per-
sistant, la guérison ne pouvait pas avoir lieu.

Il était donc de toute nécessité de trouver
un moyen qui, tout en empêchant la matrice
de ressortir, permît de donner au col les
soins dont il avait besoin. Notre méthode
pouvait seule remplir cette double indica-

tion. La matrice étant rentrée, nous la mîmes dans un bain qui fut renouvelé plusieurs fois par jour pendant trois semaines. L'ulcère étant alors complètement guéri, il ne resta plus d'autre indication à remplir que celle de maintenir la matrice, ce qui nous fut très-facile avec un de nos élastiques.

A partir des premiers jours où Mme M..... commença son traitement, elle reprit progressivement ses occupations, et maintenant elle travaille comme elle le faisait avant d'être malade.

OBSERVATION VII.

Depuis l'année 1849, Mme B...., âgée de 39 ans, ayant eu trois enfants, avait vu sa santé s'altérer de jour en jour, et enfin cette altération avait pris des proportions telles, qu'aux symptômes ordinaires qui signalent les maladies de matrice, étaient venus se joindre de violents maux de tête, des bourdonnements d'oreilles rendant l'ouïe très-confuse, et une très-grande difficulté dans l'acte de la mastication; aussi Mme B..... était-elle considérablement maigrie, et ses forces l'avaient-elles pour ainsi dire totalement abandonnée. C'est dans cet état qu'elle vînt nous voir dans le mois de juillet 1855. L'examen de la matrice nous fit découvrir des désordres considérables. Au milieu d'une

abondante suppuration sancieuse, infecte,
baignait le museau de tanche dont la forme
naturelle avait fait place à un large ulcère
fongueux. Après avoir nettoyé l'ulcère, nous
mîmes la matrice dans un bain d'eau froide
que la malade eut soin de renouveler plusieurs fois par jour.

Aussitôt après l'application du bain,
Mme B... ., qui était venue chez nous, put
repartir pour faire deux lieues à pied, marchant avec beaucoup plus de facilité qu'auparavant. Sous l'influence des bains utérins
tantôt simples, tantôt composés, conservés
nuit et jour malgré les travaux pénibles de
la moisson, auxquels Mme B..... put prendre
part comme d'habitude, la cicatrisation de
l'ulcère marcha d'une manière régulière, les
maux de tête cessèrent, l'ouïe se rétablit; la
mâchoire recouvra la liberté de ses mouvements, et les forces se rétablirent après cinq

semaines de traitement. Depuis, elle a eu deux autres enfants, et sa santé n'en a nullement souffert. Nous devons faire remarquer que Mme B....., habitant à une distance de deux lieues, venait chargée d'une hotte, nous voir tous les vendredis pour nous faire constater son état, et que pendant le trajet de chez elle chez nous, elle avait la précaution de renouveler l'eau de sa cuvette en en prenant de la fraîche dans un ruisseau où elle avait choisi une place commode. Quand elle allait dans les champs, elle avait soin de faire la même opération avec de l'eau qu'elle emportait et qu'elle mettait au frais.

OBSERVATION VIII.

Mme D....., âgée de 32 ans, avait été traitée par plusieurs médecins pour un ulcère au col et une descente de matrice. Le traitement avait duré fort longtemps, et depuis quatre ans, elle portait une ceinture qui lui avait été conseillée par son médecin.

Dans le courant du mois d'avril 1856, cette dame vint nous consulter à cause des grandes difficultés qu'elle éprouvait pour marcher, et des douleurs assez vives qu'elle ressentait dans le bas-ventre avec besoin fréquent d'uriner. L'examen des organes nous fit constater que la matrice était très-basse, son col légèrement ulcéré, et la vessie fortement irritée par la pression qu'exerçait la ceinture. Soumise immédiatement à notre méthode,

Mme D..... mit de côté sa ceinture le premier jour de son arrivée à la maison, et le douzième jour elle repartit l'ulcère guéri, marchant sans difficultés et débarrassée des idées tristes qui n'avaient cessé de l'accabler pendant le cours de sa maladie.

OBSERVATION IX.

Mme N..... était sujette depuis plusieurs années à des accès qui, par la gêne qu'ils occasionnaient dans la respiration, avaient une grande analogie avec des accès d'asthme. Ces accès se renouvelaient à toutes les heures du jour et de la nuit, amenant une absence complète de sommeil qui avait considérablement altéré la constitution de cette dame. Au moment des accès, la circulation se ralentissait tellement, que les extrémités devenaient pâles et glacées, tandis que le nez et le pourtour des yeux prenaient une couleur lie de vin. L'estomac se mêlait quelquefois de la partie, et l'on voyait alors survenir de violents vomissements entraînant souvent une assez grande quantité de sang. Les accès passés, Mme N..... ne ressentait plus qu'un peu de fatigue, et elle pouvait se promener et prendre ses repas comme si rien n'était arrivé.

Par suite d'un accès sérieux, nous fûmes appelé près de cette dame le 25 septembre; elle nous dit que nous étions le cinquième médecin auquel elle s'adressait, qu'elle était malade depuis trop longtemps pour espérer une guérison et qu'elle nous priait de lui donner, comme s'étaient bornés à le faire nos devanciers, quelques calmants pour la soulager et la mettre à même de retourner chez elle, à trente lieues.

Avant de prescrire, nous voulûmes d'abord savoir à quelle maladie nous avions positivement affaire, l'ensemble de tout ce que nous venions d'apprendre n'étant pour nous que les symptômes d'une affection organique, et après des recherches convenables, nous acquîmes la conviction qu'il s'agissait d'un ulcère affreux au col de la matrice.

Guérir cet ulcère, c'était détruire les accès, et rendre à notre malade la santé qu'elle avait perdue depuis nombre d'années. Mais Madame N.... était pressée de repartir, et ne voulait pas croire que le mauvais état de sa santé put dépendre de l'ulcère que nous venions de découvrir.

Enfin, à force d'insistances, tant de notre part que de celle de ses parents chez qui elle était, elle consentit à nous accorder quinze jours. Ces quinze jours suffirent pour obtenir la guérison de l'ulcère, et la disparition des accès. Le quinzième jour, Madame N.... monta en diligence, et elle nous a appris depuis qu'elle n'avait nullement été incommodée de son voyage et que, n'ayant plus éprouvé d'accès, sa santé allait toujours en s'améliorant.

OBSERVATION X.

Madame V.... est une femme du monde, d'un âge un peu avancé, d'assez grande taille et un peu maigre. Depuis plusieurs années, elle souffrait de maux de reins et de pesanteur dans le bas-ventre, au point de ne pouvoir marcher facilement ou rester debout. Après avoir essayé vainement de bien des moyens, voire même d'une ceinture hypogastrique, elle nous fit appeler. Nous la trouvâmes en proie à de vives inquiétudes occasionnées par la crainte de ne pouvoir guérir. Ayant voulu la toucher, pensant découvrir quelque chose du côté de la matrice, nous trouvâmes, à notre grande surprise, l'orifice de la vulve excessivement étroit, car à peine s'il pouvait admettre l'extrémité du doigt indicateur. Interrogée au sujet de ses rapports sexuels, attendu qu'elle avait été longtemps mariée, elle nous assura que l'acte vénérien n'avait jamais pu s'effectuer d'une manière complète. Enfin, à force de précautions et de ménagements, nous pûmes parvenir à introduire notre doigt dans le vagin, et nous acquîmes la conviction que la matrice était descendue au deuxième degré. Le mal découvert, le remède n'était pas difficile à trouver; mais son application présentait à vaincre des difficultés sérieuses. Un pessaire à anneau était indispensable, et tout trouvé, il s'agissait encore de l'introduire. Nous en fîmes faire un très-simple, n'ayant environ que trois centimètres de diamètre, et nous fûmes assez heureux pour pouvoir le mettre en place sans éprouver trop de difficulté. Aussitôt le pessaire appliqué, Madame V.... se trouva tout-à-fait bien, et depuis bientôt trois ans qu'elle le porte, elle n'a plus rien ressenti.

Que doit-on conclure de ces faits, si ce n'est que sans l'emploi des pessaires à anneau, toutes ces malades seraient restées infirmes, notamment la dame qui fait le sujet de la septième observation, en raison de l'extrême étroitesse de l'orifice vulvaire.

Il reste donc bien démontré que la science a aujourd'hui en main, pour remédier aux descentes de matrice, plus que des moyens palliatifs comme on le dit et comme on l'écrit quelquefois ; mais qu'elle possède, dans le pessaire à anneau, un moyen curatif bien avéré.

Puisque donc la valeur thérapeutique du pessaire à anneau ne peut plus être contestée, voyons maintenant en quoi consiste cet anneau.

Nous en avons de deux sortes : l'un en caoutchouc avec ressort, l'autre en caoutchouc plein sans ressort.

Le premier résulte de deux ressorts demi-circulaires et d'égale longueur faits en fil métallique enroulé sous forme de boudin à hélices très-serrées les unes contre les autres. Ces deux ressorts réunis bout à bout au moyen de deux charnières, constituent l'anneau, qu'on recouvre ensuite de caoutchouc.

Le second est en caoutchouc plein en forme de boudin, de un centimètre et demi d'épaisseur, et soudé bout à bout pour former l'anneau. Les dimensions de l'un et de l'autre varient en raison des diverses variations de capacité du vagin, et l'usage nous a démon-

tré qu'il en fallait de huit grandeurs différentes constituant huit numéros dont le plus
élevé a huit centimètres de diamètre, tandis
que le numéro un n'en a que six. Quant au
mode d'application, il n'est pas exactement
le même pour les deux espèces.

Pour le premier, après l'avoir enduit
d'huile, de cérat ou d'un corps gras quelconque, on le prend par le milieu, au point
opposé aux charnières, entre le pouce, le
médius et l'indicateur de la main droite, de
manière à lui donner une forme allongée
pour en faciliter l'introduction. Ensuite on
le présente par une de ses extrémités à l'orifice de la vulve, où on l'engage en le dirigeant d'abord de façon à l'incliner vers la
paroi postérieure du vagin, et lorsque la
main droite a épuisé tout son parcours, pendant qu'elle continue à maintenir le pessaire
en place, la gauche achève de le pousser

jusqu'à ce qu'il soit entièrement logé. Cela fait, le chirurgien introduit dans le vagin le doigt indicateur de la main droite pour élever la partie antérieure du pessaire jusque derrière la symphyse du pubis.

Nous devons faire remarquer que les pessaires sont quelquefois trop petits et d'autres fois trop grands pour les personnes auxquelles on les applique. Aussi en avons-nous fait, comme nous l'avons déjà dit, de différentes dimensions pour parer à cet inconvénient, qui est du reste le propre de tous les pessaires en général.

Quand un pessaire est trop petit, il ne maintient pas suffisamment la matrice, descend un peu en avant au point de perdre tout rapport avec le pubis, et finit peu à peu par prendre une position verticale au lieu d'horizontale qu'elle était et qu'elle doit être.

Si au contraire il est trop grand, il exerce alors sur la vessie ou sur le rectum, quelquefois même sur les deux, une pression douloureuse au point de ne pouvoir être conservé. Il y a, dans ces cas, nécessité de le changer contre un numéro soit plus grand, soit plus petit, suivant les circonstances.

Il peut arriver que certains états maladifs de la vessie ou du rectum s'opposent à la tolérance, de la part de ces organes, d'un pessaire complètement rond. Dans ce cas, nous nous servons d'un pessaire élastique dit brisé et dont le ressort à boudin est d'une seule pièce, sans charnière, et cintré de manière que les deux bouts restent distants l'un de l'autre, afin de laisser entre eux un certain intervalle destiné à former un vide vis-à-vis de la partie malade quand il est mis en place, et à l'affranchir ainsi de toute pression incommode.

Ce pessaire est garni en caoutchouc comme le précédent; il s'applique de la même manière et agit comme lui. Ses bouts peuvent rester complètement libres, ou bien on peut, si l'on veut, les rallier par un bout de caoutchouc qui occupera l'intervalle qui les sépare.

Pour placer le pessaire en caoutchouc sans ressort, on en coiffe l'extrémité du doigt indicateur de la main droite contre lequel on l'assujétit avec le pouce et le médius de la même main pour le présenter à l'entrée du vagin, dans lequel on l'engage en le dirigeant vers le rectum. Quand il a été poussé aussi loin que puisse le permettre la longueur du doigt, on retire ce dernier, qui termine l'opération en portant la partie antérieure du pessaire derrière la symphyse du pubis. Du reste toutes les autres indications lui sont communes avec celles que nous avons signalées pour les pessaires à ressort.

Dans tous les cas, il est essentiel, pour leur application, que la malade soit placée sur le bord d'un lit ou d'un fauteuil élevé, comme pour une visite au spéculum.

CHAPITRE II.

Traitement des Maladies du Col par les liquides.

En annonçant le traitement des maladies
du col par les liquides, nous avons voulu
dire, et on doit nécessairement l'entendre
ainsi, que ce mode de traitement s'applique
exclusivement aux affections locales, et constitue par conséquent le traitement chirurgical proprement dit, la nature de ce travail
ne nous permettant pas plus de nous occuper
du diagnostic que du traitement médical.

Grâce à la réhabilitation du spéculum

utérin par Récamier et à son perfectionne-
ment par d'autres chirurgiens, on a pu mettre
à découvert et apprécier *de visu,* l'une des
principales causes de ces symptômes généraux qui se manifestent chez les femmes,
tels que : douleurs nerveuses faciales, troubles dans l'appareil de la vision et dans celui
de l'audition, douleurs thoraciques presque
constantes qui font croire aux malades
qu'elles deviennent poitrinaires, sans compter
encore les phénomènes qui se manifestent
du côté du tube digestif. Mais l'usage du
spéculum ayant soulevé le voile qui cachait
le point de départ de tant de maux, a fait
reconnaître et a permis d'étudier les affections diverses dont le col utérin peut être le
siége, engorgements et ulcérations de toute
nature qui, quoique bien connues aujour-
d'hui, laissent cependant beaucoup à désirer
sous le point de vue curatif. En effet, quand

on considère que plus une maladie est difficile à guérir, plus on entasse moyens sur
moyens pour pouvoir en triompher, on doit
se dire que les maladies du col doivent être
bien rebelles, et elles le sont aussi, à l'exception pourtant de ces érosions et ulcérations
bénignes qui disparaissent souvent sans trop
de difficultés. Nous sommes donc aujourd'hui
bien loin des chirurgiens qui ont prétendu
que les ulcères du col avaient peu d'importance et que leur traitement devait être
négligé, opinion condamnée depuis longtemps par l'expérience, qui, au contraire, a
cru devoir mettre en pratique des traitements
divers pour remplir les diverses indications
qui pouvaient se présenter. De là, deux
modes principaux de traitement : l'un général, l'autre local.

Dans le premier trouvent place le repos,
les grands bains, les bains de siège, les sai-

gnées locales et générales, les exutoires, les révulsifs cutanés ou sur le canal intestinal, le seigle ergoté, les préparations d'iode et l'iode lui-même. Tous ces moyens constituent le traitement médical proprement dit; nous nous bornerons à les mentionner.

Dans le second, on compte les bains locaux à l'aide du spéculum, les injections au moyen du clysopompe ou d'une seringue armés d'une canule à olive, dite à injections; les irrigations qu'on administre avec un siphon qui plonge d'une part dans un vase plein d'eau et qui, terminé à l'autre extrémité par un bout olivaire, pénètre dans le vagin; les panscments du col avec des pâtes, de l'amidon, de la charpie, du coton, soit secs, soit chargés de substances médicamenteuses liquides ou sous forme de pommades, contenant tantôt du cuivre, tantôt de l'iode, tantôt du fer. mais le plus souvent du mercure (onguent napolitain), mélangé avec de l'extrait de belladone ou de jusquiame. Est venue ensuite la cautérisation avec le nitrate acide de mercure, que Récamier le premier a mise en vigueur vers la fin du mois de mai 1818 ; puis Jobert a préconisé le fer rouge, et le docteur Filhos, le caustique de Vienne solidifié. Le nitrate d'argent a eu aussi son tour, et c'est encore lui aujourd'hui que l'on emploie le plus.

Après avoir rapporté un à un tous les moyens qui constituent le traitement chirurgical, voyons-les par groupes, et tâchons d'en déterminer succinctement la valeur thérapeutique. Le traitement antiphlogistique par les saignées sur le col au moyen de sangsues, et les bains locaux émollients, trouve sa place dans les engorgements inflammatoires ; mais malheureusement il arrive quelquefois qu'on prend pour tels des engorgements

mous, atoniques, ce qui a de graves inconvénients, et c'est peut-être bien à cause de
cela que Lisfranc s'est tant élevé contre l'application des sangsues au col.

Les injections, les irrigations, les douches
jouent un grand rôle dans le traitement des
affections utérines; mais elles sont loin d'atteindre le but que l'on se propose, car pour
nous, elles ne peuvent, à proprement parler,
avoir aucune action médicatrice, ne séjour-
nant pas, pour cela, suffisamment dans le
vagin. Néanmoins nous reconnaissons
qu'elles sont indispensables dans les leu-
corrhées, si surtout elles sont abondantes,
afin d'enlever toutes les mucosités qui enve-
loppent le col, et déterger complètement le
vagin. Les poudres ne peuvent guère être
utiles, parce qu'à peine posées, elles sont en-
veloppées par les mucosités leucorrhéiques
qui les neutralisent, et les entraînent loin de

la place qu'elles devraient occuper, et même au dehors, si la malade fait des injections. Les pommades n'offrent pas de meilleurs résultats que les poudres, attendu que, d'une part, les corps gras ne conviennent guère dans le genre d'affection qui nous occupe, et que, d'un autre côté, les mèches qui en sont chargées, ne restent pas en contact avec la partie malade; elles glissent aussitôt après qu'on les a posées, quand bien même on se serait pour cela servi du spéculum, ce qu'on n'a pas toujours la précaution de faire. Quant à la cautérisation, elle a une valeur incontestable, surtout si elle est faite avec discernement, c'est-à-dire si l'on n'applique pas les caustiques violents ou le cautère actuel là où les cathérétiques seules peuvent convenir.

Nous venons de jeter un coup-d'œil rapide sur les avantages et les inconvénients qu'offrent les divers moyens employés dans le traitement des maladies du col. Il en reste encore un dont nous n'avons pas parlé, et qui cependant mérite à tous égards une grande attention de la part des praticiens. C'est : le Repos.

Dans un Mémoire qne nous fûmes admis à lire devant l'Académie de médecine de Paris (séance du 1er juin 1869), Mémoire ayant pour titre : *Des divers moyens opposés aux diverses descentes de matrice,* nous disions au sujet du repos prescrit aux malades : « Cette formule du repos absolu, qu'il nous « soit permis de le demander en passant, « mérite-t-elle tout le crédit qu'on lui accorde « généralement? »

Si en 1869 nous nous sommes borné à poser ainsi la question, le moment est venu aujourd'hui d'essayer d'en donner une solution satisfaisante.

Voyons d'abord ce que disent à ce sujet MM. Duparcque et Robert.

« Le repos des organes malades est sans
« doute une condition essentielle au succès
« des traitements employés. Mais n'a-t-on
« pas trop abusé de ce précepte hygiénique
« chez les femmes dont toute l'affection con-
« sistait en érosions simples ou en ulcères
« bénins et chez lesquelles l'engorgement
« qui les accompagnait était symptomatique,
« en les condamnant à l'immobilité dans une
« position horizontale pendant des semaines
« et des mois entiers.

« Combien de fois la perte d'appétit,
« les troubles consécutifs de la digestion,
« des névroses variées, l'allanguissement
« de toutes les fonctions, l'épuisement des
« forces, l'altération de la constitution, con-
« séquences ordinaires de cette inaction exa-
« gérée, ont changé une affection locale et

« souvent sans importance, en un état valé-
« tudinaire bien plus alarmant et qui vient
« à son tour entretenir le mal primitif, et
« apporter d'insurmontables obstacles à l'ac-
« tion des moyens les plus rationnels et les
« plus efficaces. Dans tous les cas d'affection
« à marche chronique de l'utérus, soit con-
« gestive, soit hémorrhagique, soit phleg-
« masique, le repos absolu est plus nuisible
« qu'avantageux; il n'est indiqué positive-
« ment que lorsqu'il y a engorgement con-
« gestif, hémorrhagique essentiel ou phleg-
« masique, aigu ou subaigu, ou quand il
« existe du déplacement. » — *Duparcque*,
tome 1er, page 383.

» *Repos dans la position horizontale.* —
« D'après ce que nous avons dit sur l'influence
« qu'exerce la déclivité du col de l'utérus
« sur la production de ces maladies, cette
« position semblerait devoir être une des né-

« cessités les plus impérieuses du traitement ;
« cependant elle offre des inconvénients
« dont il faut tenir compte. Presque toujours
« elle dérange les digestions, affaiblit les
« malades, et finit par jeter du trouble dans
« toutes les fonctions. Aussi, dans les ulcé-
« rations superficielles, dans celles de cause
« externe ou spécifiques, faut-il s'en abstenir,
« les malades se bornant à éviter la fatigue.
« Elle doit être observée seulement dans les
« ulcères avec engorgement inflammatoire
« et douloureux du col de l'utérus, surtout
« si l'engorgement entraîne un peu d'abais-
« sement de l'organe, et que la position ver-
« ticale soit péniblement supportée. » —
Robert, thèse, page 78.

De telles appréciations de la part de deux
autorités aussi compétentes ne nous laissent
pas beaucoup de place pour développer les
inconvénients qui résultent du repos absolu

dans le traitement des maladies de matrice
et de celles du col. Toutefois nous croyons
pouvoir ajouter à ce qui est dit plus haut,
que la majeure partie des malades, après
avoir subi un traitement fort long et avoir
observé pendant très-longtemps un repos
absolu, se trouvent à peine soulagées, l'exercice et la distraction étant en effet les premiers moyens pour rétablir le système nerveux ébranlé comme il l'est dans les affections
utérines. Nous ajouterons en outre que beaucoup de malades, dominées par la crainte
d'une inaction sans limites et peut-être sans
beaucoup de résultats, perdent tout l'intérêt
qu'elles peuvent porter à ce qui les touche
de près ou aiment mieux supporter leurs
maux que de tenter un semblable traitement. Tel est le fait de cette dame, âgée
d'environ 45 ans, mère de deux enfants,
atteinte d'une descente au deuxième degré

avec ulcération légère au col, et qui est venue nous consulter tout récemment. Il existait chez elle une grande surexcitation, elle ne se trouvait bien nulle part, ne voulait plus s'occuper de rien, mangeait à peine, oubliait jusqu'à ses enfants, et était devenue d'une maigreur extrême; et tout cela, nous a-t-elle dit, depuis que son médecin habituel lui avait fait entrevoir la nécessité d'un repos absolu, pendant au moins six semaines, pour se guérir de son affection utérine.

Mais, va-t-on nous répondre, puisque vous condamnez sans pitié le repos absolu, donnez-nous le moyen de le remplacer avantageusement. C'est ce que nous nous proposons de faire en publiant une méthode qui a pour base de déroger le moins possible aux habitudes des malades.

Le spéculum, auquel on doit tout ce que l'on sait jusqu'à présent sur les maladies de matrice, avait besoin, pour compléter son œuvre, qu'on lui adjoignit un moyen propre à en rendre le traitement facile tout en garantissant aux malades une guérison prompte et radicale. Il trouve aujourd'hui cet adjuvant, qu'on nous passe le mot, dans la cuvette dont nous nous servons depuis plusieurs années.

Cette *cuvette* consiste en un pessaire à anneau avec ressort dont le caoutchouc qui l'enveloppe, au lieu de se borner autour du ressort, après l'avoir couvert, s'est prolongé de manière à former un cône creux de huit centimètres de long sur sept de large, se terminant par un tube d'un centimètre de diamètre et long de vingt centimètres, fermé par un petit bouchon en bois à tête plate de préférence à un petit robinet. Il porte une lanière en coutil ou en cuir de vingt centimètres de long sur un de large, pour pouvoir être retiré quand il est en place, et fait office de réservoir tout en maintenant la matrice dans sa position normale.

Pour appliquer cet appareil, la malade doit, comme pour l'application d'un pessaire, être placée sur le bord d'un lit ou d'un fauteuil élevé.

Le chirurgien, après avoir avec du cérat, de l'huile ou un autre corps gras, mais mieux cependant avec du cérat, enduit la base de la cuvette et en partie le corps, la saisit avec le pouce, l'indicateur et le médius de la main droite entre lesquels il la presse de manière à lui donner une forme ovale, tandis que les autres doigts maintiennent le corps et la lanière logés dans.le creux de la main en se fermant sur eux. Ensuite, ayant l'indicateur tourné en bas, le pouce en haut, et la lanière du côté de la cuisse droite, il présente l'appareil à l'orifice de la vulve, l'engage le plus en avant possible dans le vagin, et l'y enfonce entièrement en le poussant avec l'indicateur de la main gauche sans l'abandonner de la droite avant qu'il soit complètement logé. L'appareil ainsi introduit, il convient de lui faire exécuter un quart de cercle de droite à gauche en prenant son élastique entre les deux indicateurs, le droit en dessous et le gauche en dessus, afin de donner à la base de la cuvette une position horizontale pour que le col de la matrice s'y place convenablement, et porter en arrière la lanière qui doit servir à retirer cette cuvette. Cela fait, on élève avec l'indicateur de la main droite la partie antérieure de l'élastique jusque derrière la symphyse du pubis.

Après avoir placé l'appareil, le chirurgien exerce quelques légères tractions sur le sommet de la cuvette pour effacer les plis qui auraient pu se former pendant la pose, et s'assurer de sa solidité; ensuite, il la remplit du liquide approprié à la maladie, à l'aide d'une seringue dont la canule est introduite dans l'ouverture de l'extrémité libre du tube, et il est averti qu'elle est entièrement pleine par le sentiment de fraîcheur qu'éprouve la malade, qui pour cette opération doit être debout.

La cuvette ainsi chargée, on serre le tube avec le pouce et l'indicateur de la main libre pour que le liquide ne s'échappe pas en retirant la seringue, et on bouche.

Dans le courant de la journée, la malade peut renouveler le liquide elle-même en débouchant la cuvette pour la vider, et en la rechargeant ensuite comme il vient d'être dit. Il arrive quelquefois qu'au lieu de nous servir d'un élastique à anneau pour armer la cuvette, comme nous le faisons habituellement, nous sommes obligé d'en employer un brisé, pour les mêmes motifs que ceux qui dans certaines circonstances nous mettent dans la nécessité d'appliquer des pessaires brisés, ceux à anneau ne pouvant être tolérés.

Nous ne ferons pas ici le tableau de toutes les ressources que nos cuvettes peuvent offrir à la thérapeutique des affections utérines, car pour se faire une idée de toute leur utilité, il suffit de savoir que grâce à elles les chirurgiens pourront désormais traiter les maladies du col par les liquides, comme depuis bien des années nous le faisons nous-même avec grand succès.

CHAPITRE III.

Des Ceintures.

La première catégorie des appareils imaginés pour remédier aux descentes de matrice, appareils dont nous n'avons pas, à
dessein, parlé au commencement de ce
travail afin de pouvoir lui consacrer un
chapitre entier, est, avons-nous dit, constituée par les ceintures. Si ce genre de moyen,
avons-nous ajouté encore, est si souvent
recommandé, n'est-ce pas plutôt par l'habitude qu'on a de le prescrire ou sous l'in-

fluence d'un intérêt privé, que par les service qu'il peut rendre.

De quelle utilité, en effet, peut être une ceinture quelconque, pour remédier à une descente de matrice?

Dans ce cas, non-seulement, à notre point de vue, l'application d'une ceinture est insuffisante, mais elle est même nuisible. Car de quelle manière agissent alors les ceintures? Ça ne peut pas être en soutenant la matrice, puisqu'elles pressent sur elle de haut en bas, ainsi que l'a remarqué comme nous M. Demarquay chez une malade dont il a publié l'intéressante observation dans la *Gazette des Hôpitaux* (14 septembre 1867). Cette malade, atteinte de précipitation, avait eu recours à une plaque hypogastrique qui lui avait été prescrite et qui, au lieu de soutenir la matrice, l'avait complètement refoulée.

On nous dira peut-être que les ceintures agissent en diminuant le diamètre antéro-postérieur du bas-ventre pour empêcher que la masse de l'intestin grêle ne pèse trop sur le fond de l'utérus, et ne contribue ainsi à favoriser la descente de cet organe.

Mais est-il bien vrai que les choses se passent de la sorte? Nous ne le pensons pas, attendu que l'action des ceintures ne peut pas être assez puissante pour comprimer la région hypogastrique au point de barrer complètement le passage aux petits intestins et les empêcher de se porter en bas. Le but n'est donc pas atteint, et ce qui le prouve, c'est que toutes les fois que nous avons pratiqué le toucher sur une femme portant ceinture, nous avons trouvé le museau de tanche très-bas. La matrice était donc abaissée au lieu d'être soutenue! consé-quemment la ceinture devenait inutile.

En outre de l'inconvénient qu'elles ont de provoquer l'abaissement de la matrice, et loin d'y remédier, les ceintures sont encore nuisibles, comme nous l'avons dit plus haut, par la pression qu'elles exercent sur les organes contenus dans l'abdomen, notamment sur la vessie, attendu qu'elles peuvent occasionner des cystocèles et des cystites principalement, ainsi que nous avons été à même de le constater souvent, surtout chez une jeune dame qui, après avoir été traitée pendant sept mois par un médecin distingué de Metz, se crut, d'après les recommandations de ce médecin, dans la nécessité de porter une ceinture pour remédier à un abaissement de la matrice.

Des douleurs s'étant manifestées dans la région suspubienne, accompagnées d'envies fréquentes d'uriner et de sentiments d'ardeur au méat lors de l'émission des urines, cette dame crut que les ulcères dont elle avait été guérie s'étaient reproduits; elle nous pria de nous en assurer, et nous trouvâmes le col ne conservant plus de trace de son ancienne maladie; mais la vessie, pressée par le doigt indicateur introduit derrière le pubis, occasionna des douleurs intolérables qui, jointes aux symptômes que nous venons de signaler, nous firent admettre une irritation de cet organe résultant de la compression exercée par la ceinture. Cette irritation disparut promptement par la suppression de l'agent provocateur, et sous l'influence d'un traitement émollient. Un de nos pessaires soutint ensuite la matrice.

Nous pourrions appuyer ce fait de beaucoup d'autres observés par nous et par plusieurs de nos confrères, parmi lesquels nous sommes heureux de pouvoir citer le nom du savant et laborieux Landouzy.

Les inconvénients que nous venons d'énumérer touchant les ceintures sont causés principalement par l'emploi des ceintures hypogastriques, en raison de la pression que leur énorme pelotte exerce continuellement sur la région sous-ombilicale. Cette pression fait abaisser la matrice, ainsi que l'ont constaté les expériences de M. Barnier, tout-à-fait contraires à l'opinion de Malgaigne, qui, plein d'admiration pour les ceintures hypogastriques, prétendait qu'elles n'avaient pas d'inconvénients sérieux.

Les autres espèces de ceintures, soit en caoutchouc, soit en coutil, n'occasionnent pas, sans doute, ce grave inconvénient, mais elles partagent du reste avec elles tous les désavantages que nous avons signalés plus haut, en ce qui concerne leur rôle de soutien de la matrice. Aussi restons-nous bien convaincu que ces sortes de bandages sont bien loin de mériter la réputation qu'on leur a faite dans le traitement des affections utérines, avec d'autant plus de raison qu'il arrive toujours un moment où les malades ne peuvent plus les supporter, surtout les hypogastriques qui ont déjà fait plus que leur temps. A l'appui de cette assertion nous pourrions citer de nombreux exemples; nous nous bornerons à rapporter les suivants.

OBSERVATION XI.

Mme L...., âgé de 32 ans, portait depuis six mois une ceinture, croyant par ce moyen soutenir la matrice et pouvoir marcher sans difficulté. Trompée dans son attente, et ayant appris que nous possédions un moyen sûr et commode, elle vint passer cinq jours à la maison, et au bout de ce temps elle repartit débarrassée de sa ceinture, marchant très-facilement et jouissant d'un appétit qu'elle avait presqu'entièrement perdu.

Depuis le départ de Mme L..., son mieux ne s'est pas démenti, car voici ce qu'elle nous a écrit : « Je me trouve parfaitement bien, je n'ai plus de maux de reins, de chaleurs, de douleurs dans l'aîne, de lancées à la matrice. Je marche sans fatigue, et je n'ai jusqu'à présent qu'à m'applaudir d'avoir employé votre système. C'est avec plaisir que je vous fais part du résultat obtenu.

OBSERVATION XII.

Mme V...., âgée d'environ 60 ans, ayant eu trois enfants, exerçait une profession qui l'obligeait à être constamment sur pied, et à faire de fréquents voyages. Atteinte d'une descente de matrice, son médecin, après avoir essayé en vain tous les pessaires connus, lui conseilla l'usage d'une ceinture hypogastrique dont elle parut bien se trouver tout d'abord, ce qui arrive assez ordinairement. Mais au bout d'un certain temps, nouvelle gêne, nouvelles difficultés pour marcher ou rester debout. C'est alors qu'elle vint nous consulter, nous disant qu'elle savait fort bien ce que c'était que les pessaires et qu'elle ne voulait pas en entendre parler. Enfin, de guerre lasse, elle se laissa persuader, et consentit à en accepter un des nôtres dont l'application amena un soulagement immédiat. Mme V.... put marcher sans aucune gêne, et reprendre sans souffrir ses occupations habituelles. Il y a plusieurs années qu'elle le porte, et elle en est toujours très-satisfaite. Aussi, loin d'en faire un mystère, l'a-t-elle conseillé à plusieurs dames qui, comme elle, s'en trouvent fort bien.

Nous venons de juger les ceintures, et malgré notre arrêt de proscription, nous devons pourtant dire qu'il est des cas, rares à la vérité, où il y a nécessité d'employer concurremment avec nos pessaires une ceinture simple, soit en caoutchouc, soit en coutil. C'est lorsqu'en même temps qu'une descente de matrice existe une exomphale, un relâchement excessif des parois du ventre, une hernie ventrale, une diastase, ou une rupture de la ligne blanche. Dans ces cas, bien entendu, il est urgent d'opposer une résistance convenable à l'issue des organes contenus dans l'abdomen, et de soutenir les parois, pendant que d'un autre côté on s'occupe à soutenir l'utérus, comme nous en fournit un exemple la malade dont nous rapportons ci-après l'observation.

OBSERVATION XIII.

Mme Q.... est une jeune femme âgée de 23 ans, brune, de petite taille, bien constituée et d'une grande vivacité. Née de parents jouissant d'une santé parfaite, elle s'est mariée à l'âge de 20 ans, et un an après, elle était mère d'un garçon. Pendant tout le temps de sa grossesse, elle a été fatiguée par des vomissements fréquents et des malaises continuels. Quelques jours après ses couches, confiées à une sage-femme, il se manifesta dans le petit bassin un abcès qui, au bout d'un mois, se fit jour par le vagin. A cet abcès succéda une péritonite assez grave pour mettre ses jours en danger. Après la guérison de la péritonite, nous dit Mme Q...., « je ressentis longtemps encore, dans le côté

« droit, un point qui me causait de vives
« douleurs, et qui fut nommé épanchement.
« Après quelques jours d'un nouveau traite-
« ment, je fus pour la troisième fois un peu
« soulagée, et on me fit porter une ceinture.
« Malgré la ceinture que je porte continuel-
« lement, ma santé laisse bien encore à
« désirer ; j'éprouve souvent une grande
« fatigue occasionnée surtout par un poids
« sur le fondement et les parties, et j'ai de
« grandes pertes d'un liquide blanc mêlé
« d'une matière ressemblant assez à du
« sang. »

C'était vers la fin du mois de janvier 1869
que Mme Q...., étant venue nous consulter,
nous tenait ce langage ; et après examen fait,
nous constatâmes une grande difficulté pour
marcher, une diastase de la ligne blanche
avec relâchement considérable des parois
abdominales, surtout du côté gauche. La

matrice, descendue au second degré, était déjetée en avant, et sur son col, fortement porté en arrière, existait une large ulcération coïncidant avec une abondante leucorrhée. Quelques jours après, 4 février, nous appliquâmes un pessaire à anneau et nous commençâmes un traitement approprié. Sous l'influence de ce traitement, la marche devint aussi facile qu'elle eut jamais été, l'ulcération du col se cicatrisa, la leucorrhée cessa, le col reprit sa position normale au point que chaque fois que nous appliquions le spéculum, pour procéder à la cautérisation, nous le trouvions toujours au centre du pessaire. Le 27 février, c'est-à-dire au bout de vingt-trois jours de traitement, tout étant terminé, notre malade retourna chez elle portant un pessaire à anneau et une ceinture ordinaire pour, d'un côté soutenir la matrice, et d'un autre côté les parois du entre. Depuis, elle est venue nous revoir plusieurs fois, se disant parfaitement satisfaite.

Les différents faits que nous avons été à même d'observer dans notre pratique, les exemples semblables qui se sont présentés dans la clientèle de nos confrères et qui nous ont été communiqués par eux, nous ayant confirmé les graves inconvénients des ceintures en général, et surtout des ceintures hypogastriques, nous pensons que ces sortes de bandages ne doivent que par exception trouver place dans le traitement des affections utérines.

La suppression des ceintures hypogastriques, qui ont déjà acquis une certaine réputation faute de mieux, nécessitait la création d'un moyen dont les avantages pussent être facilement appréciés. Sous ce point de vue nos élastiques ne laissent rien à désirer; ils sont très-légers, peu volumineux, faciles à introduire, et soutiennent la matrice sans fatiguer la vessie ni le rectum, ni gêner la femme dans les diverses fonctions qu'elle est appelée à remplir.

Du Pessaire redresseur.

C'est un pessaire à anneau avec ressort dont l'intérieur est divisé en deux parties, l'une occupée par un repli du caoutchouc formant bourrelet, et l'autre libre dans laquelle le col s'engage.

Ce pessaire s'applique comme les autres, en ayant soin toutefois que le bourrelet soit placé du côté du col vers lequel celui-ci s'incline, afin de le déterminer vers le centre pour qu'il reprenne sa direction normale.

De l'Obturateur hémostatique.

En tout semblable à une cuvette utérine, il n'en diffère que par ses dimensions beaucoup moindres, s'appliquant et se retirant de la même manière, sauf que pour cela la malade doit rester couchée, et qu'il doit contenir une certaine quantité de coton hémostatique de M. Violand, de Colmar, ou d'autre coton imbibé soit de perchlornre de fer, soit de phénol sodique. Son but est de recevoir, à sa sortie de la matrice, le sang pour qu'il vienne se coaguler sur le coton, et former ainsi de proche en proche un caillot qui, finissant par s'élever jusqu'au museau de tanche, en tamponne l'orifice.

Pour se rendre compte de la marche de

l'hémorrhagie, on n'a qu'à déboucher le tube, par lequel le sang s'échappera s'il continue à couler. Dans le cas contraire, on sera autorisé à croire que l'hémorrhagie est arrêtée.

Du Cathétérisme.

Faire passer une bougie, une sonde ou un cathéter dans tel conduit ou telle cavité, est l'opération connue sous le nom de cathétérisme. On pratique le cathétérisme des conduits lacrymaux, du canal nasal, des sinus maxillaires, de la trompe d'Eustache, de la vessie.

C'est de ce dernier seulement que nous voulons nous occuper.

CATHÉTÉRISME DE LA VESSIE.

Cette opération est généralement considérée comme très-bénigne. Aussi n'est-il pas rare de la voir pratiquer par des personnes complétement étrangères à l'art de guérir. Presque toujours les malades finissent par se sonder eux-mêmes, et s'il arrive qu'ils ne puissent pas réussir, ils manquent rarement, avant d'appeler leur médecin, de recourir à l'obligeance d'un voisin réputé pour cela, ce que nous sommes à même de voir tous les jours. C'est, de la part de ces officieux, une témérité que nous devons blâmer de toutes nos forces, attendu que nous ne partageons nullement l'opinion des chirurgiens qui prétendent que le cathétérisme de la vessie est sans danger. Les exemples du contraire sont trop nombreux pour ne pas rester convaincu combien il est nécessaire d'user de prudence et de précautions pour faire parcourir à une sonde le canal de l'urètre jusqu'à la vessie.

Les différents procédés employés pour pratiquer cette opération sont trop bien décrits dans les ouvrages de médecine opératoire, notamment dans le Manuel de Malgaigne, année 1861, pour que nous ayons à nous en occuper. Notre but ici n'est pas d'envisager l'opération sous le rapport du *modus faciendi*, mais de la considérer au point de vue des instruments employés.

Sans doute, depuis les temps les plus reculés jusqu'à nos jours, les sondes servant à faire sortir les urines accumulées dans la vessie, ont subi des changements nombreux dans leur composition et leur courbure; mais, quant à leur forme, elle est restée pour ainsi dire la même, surtout vers l'extrémité inférieure. Cette partie, en effet, est encore aujourd'hui comme autrefois terminée en cul-de-sac, et percée de un ou deux yeux. On sait cependant que c'est constamment sur ce point que se forment les obstacles à l'évacuation de l'urine, soit lorsque la sonde traverse l'urètre pour arriver à la vessie, soit après qu'elle y est parvenue.

S'il importe peu pour l'opération qu'une sonde soit plate ou ronde, que son pavillon ou ses anneaux aient telle ou telle forme, il importe au contraire beaucoup que son extrémité inférieure soit établie de façon à assurer le succès du cathétérisme, en étant affranchie de tout ce qui peut s'opposer à la sortie de l'urine. C'est une condition essentielle qui, cependant, est loin d'être remplie par les sondes dont on se sert journellement, et qui se trouvent dans la trousse de tous les chirurgiens. En effet, le bec d'une sonde terminé en cul-de-sac et percé de un ou deux yeux, ne peut nullement empêcher que les mucosités ou le sang qu'il rencontre en traversant l'urètre ne bouchent les ouvertures. Une fois l'instrument parvenu dans la vessie, les yeux peuvent encore y être obstrués comme en parcourant le canal de l'urètre, et il s'en suit nécessairement un obstacle à l'écoulement de l'urine. C'est un fait reconnu de tous les chirurgiens, et il en est fort peu qui, au lit du malade, n'aient pas été dans la nécessité, la sonde étant introduite, de la retirer plusieurs fois pour la déboucher, s'estimant fort heureux de pouvoir enfin parvenir à vider la vessie. Plus d'une fois, nous avons rencontré des difficultés de cette nature, et ce sont elles qui nous ont conduit à apporter aux sondes dont on se sert d'ordinaire, la modification que nous décrivons plus loin.

On nous dira sans doute que, soit avec un mandrin, soit à l'aide d'injections, on peut facilement parvenir à déboucher une sonde. Pour nous, nous considérons ces moyens comme inefficaces; car, avec un mandrin, on va directement frapper le cul-de-sac de

la sonde sans détacher des yeux les mucosités et les caillots qui y adhèrent, en outre
presque toujours assez forts pour qu'un
liquide poussé par une seringue puisse les
traverser sans les détacher et les entraîner
avec lui. Mais si, grâce à la force développée,
l'injection peut traverser le caillot obturateur, l'énergie des contractions de la vessie,
malgré le concours des muscles avoisinants,
ne pouvant jamais être assez puissante pour
forcer l'urine à vaincre la difficulté, la vessie
ne se vide pas, et l'on a en plus dans ce réservoir l'injection que l'on vient d'y introduire.

On peut facilement s'assurer de ce que
nous avançons en poussant une injection
dans une sonde retirée d'une vessie où elle
se serait trouvée bouchée par des caillots
sanguins. On remarquera, en effet, que le
liquide injecté traversera, sans le détacher,

le caillot, qui souvent même fera soupape et viendra s'appliquer de nouveau sur les yeux de l'instrument sitôt que l'on cessera d'y pousser l'injection.

Si l'on veut prendre la peine de réfléchir sur les données fournies par cette expérience toute simple et que chacun peut repéter, on ne pourra pas manquer de reconnaître que puisque les yeux des sondes destinées à vider la vessie se bouchent avec tant de facilité, et qu'il est très-difficile, pour ne pas dire souvent impossible de les déboucher sur place, ce qui rend l'opération sans résultat, ces ouvertures doivent être supprimées et remplacées par un orifice qui reste fermé jusqu'au moment où l'instrument a pénétré dans la vessie. Nous avons atteint ce but au moyen de notre *sonde à tampon*. Avant d'en parler, nous devons dire que cet instrument n'est pas de pure fantaisie, que sa création instantanée a eu lieu sous l'empire d'une nécessité absolue, ainsi que le démontre le fait suivant :

Dans la journée du 8 novembre 1870, le nommé Richard, âgé de 72 ans, fut atteint, pour la première fois, de rétention d'urine avec hémorrhagie vésicale. Appelé pour vider la vessie, nous pratiquâmes le cathétérisme avec une sonde en argent à petite courbure, comme nous avons l'habitude de le faire. Mais grande fut notre surprise de ne pas voir arriver l'urine, alors que nous avions la certitude que la sonde était bien dans la vessie. Pensant que l'instrument pouvait être bouché, nous le retirâmes, et nous trouvâmes, en effet, ses deux yeux obstrués par deux caillots de sang. Une sonde à grande courbure ayant été introduite, nous eûmes la satisfaction de voir l'urine arriver aussitôt, et la vessie fut vidée. Cette sonde,

qui resta à demeure pendant deux jours, fut
ensuite remplacée par une sonde en gomme
qui ne tarda pas à être obstruée à son tour.
Nous reprîmes alors la sonde à grande courbure, puis une forte *sonde Mayor,* sans avoir
de meilleurs résultats, malgré les injections
et l'action des mandrins employés à diverses
reprises. La position du malade, déjà fâcheuse, s'aggravait de plus en plus, et la
nôtre devenait très-embarrassante, attendu
que la ponction, toujours sérieuse, était la
seule ressource qui nous restât; encore n'au-
rait-elle pas suffi pour vider la vessie des
caillots de sang qui s'y étaient accumulés.
En présence d'un tel état de choses, il était
impossible de ne pas reconnaître que l'art
faisait défaut, en ne possédant pas une sonde
établie de telle façon qu'elle pût être introduite dans la vessie tout en restant fermée,
afin de n'être pas obstruée par les mucosités

et les caillots de sang qui pourraient se rencontrer sur son passage et qui, parvenue à destination, pût être ouverte ou fermée sans inconvénient; indépendamment de ces avantages, l'ouverture inférieure de cette sonde devait être assez large pour permettre à des injections poussées par l'orifice supérieur de délayer ou de refouler le caillot obturateur, et à un mandrin introduit dans son calibre, de pouvoir broyer ce même caillot.

C'était donc une lacune à remplir. Dans ce but, nous conçûmes et fîmes exécuter immédiatement notre *sonde à tampon,* dont l'application répondit parfaitement à notre attente. Le malade put, en effet, par ce moyen, être sondé ou se sonder lui-même plusieurs fois par jour, délayer à l'aide d'injections le sang contenu dans la vessie, et obtenir ainsi l'évacuation d'un liquide mélangé de sang, d'urine et d'eau, suivie d'un soulagement immédiat.

DESCRIPTION.

Trois pièces concourent à la formation de la *sonde à tampon,* savoir : 1° un corps de sonde ; 2° un mandrin ; 3° un écrou.

Le corps de sonde n'est autre que celui de la sonde ordinaire, avec cette différence néanmoins qu'au lieu d'être, comme lui, fermé à son extrémité inférieure et percé latéralement de un ou deux yeux, il n'offre aucune de ces ouvertures, et est entièrement ouvert à ses deux extrémités. De plus, il porte une tubulure à côté du pavillon, et est percé d'un petit trou à côté des anneaux.

Le mandrin consiste en un fil de métal très-souple et très-délié, plus long que le corps de sonde, taraudé à l'une de ses extrémités, et terminé à l'autre par un petit bouton tantôt olivaire, tantôt en champignon, destiné à faire office de *tampon* ou soupape.

L'écrou est un petit écrou ordinaire, en cuivre, emboîté dans un tube métallique qui lui sert pour ainsi dire de manche. Ce tube, de deux centimètres de long, est fermé par une barrette à l'extrémité opposée à celle qui a reçu l'écrou.

Pour assembler ces diverses pièces, on introduit d'abord le mandrin dans le corps de sonde, en engageant la partie taraudée par l'ouverture de son extrémité inférieure, et en le poussant jusqu'à ce que le tampon atteigne cette ouverture. Alors, la partie taraudée étant sortie par le pavillon et la dépassant, on y adapte l'écrou, que l'on visse jusqu'à ce que le tampon arrive à fermer très-hermétiquement la partie qu'il occupe.

La sonde étant ainsi établie, pour s'en servir on l'introduit de la même manière que la sonde ordinaire; mais comme elle arrive entièrement fermée dans la vessie, il faut l'ouvrir une fois qu'elle y est parvenue. Pour cela on dévisse l'écrou jusqu'à ce que le point noir qu'il porte comme marque soit hors du pavillon; alors on le pousse, et la sonde s'ouvre par l'éloignement du tampon qui en fermait le bec. Pour la refermer, on n'a qu'à retirer l'écrou à soi, et à le visser à fond. Cela fait, on retire la sonde ou on la laisse à demeure, suivant le besoin. Si quelques injections deviennent nécessaires, on les pratique par la tubulure disposée à cet effet à côté du pavillon, et par laquelle s'échappe ordinairement l'urine.

Nous devons dire qu'avant d'introduire la sonde, nous avons l'habitude de dévisser l'écrou jusqu'au point indiqué, afin d'affranchir le malade de toute lenteur et de toute secousse.

Le trou ménagé en arrière des anneaux a pour but d'empêcher le reflux jusqu'à l'écrou du liquide injecté qui n'aurait pas pu traverser la sonde.

Quand l'instrument a besoin d'être nettoyé, on n'a qu'à retirer le mandrin, que l'on replace ensuite.

Typ. et Lith. de A. Pouillard, à Charleville.   (7679)

www.ingramcontent.com/pod-product-compliance
Ingram Content Group UK Ltd.
Pitfield, Milton Keynes, MK11 3LW, UK
UKHW022038070726
13613UKWH00002B/578